Das Gesunde-Zähne-Buch
... für Kinder

Douglas A. Terry, DDS

Fachliche Beratung:
Mark L. Stankewitz und Kim S. Gee

Mit Beiträgen von:
Yoshihiro Kida und Hiroyuki Wakatsuki

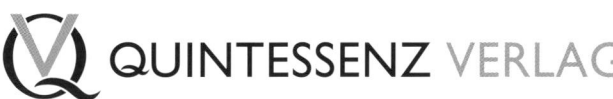

Berlin, Chicago, Tokio, Barcelona, Bukarest, Istanbul, London, Mailand, Moskau,
Neu-Delhi, Paris, Peking, Prag, Riad, São Paulo, Seoul, Singapur, Warschau und Zagreb

Titel des amerikanischen Originals: What's in Your Mouth?

© 2013 Quintessence Publishing Co Inc

2., durchgesehene Auflage

Bibliografische Informationen der Deutschen Nationalbibliothek
Die Deutsche Nationalbibliothek verzeichnet diese Publikation in der Deutschen Nationalbibliografie; detaillierte bibliografische Daten sind im Internet über <http://dnb.ddb.de> abrufbar.

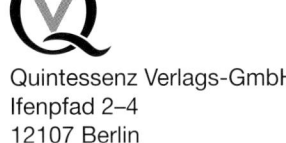

Quintessenz Verlags-GmbH
Ifenpfad 2–4
12107 Berlin
www.quintessenz.de

© 2015 Quintessenz Verlags-GmbH, Berlin

Dieses Werk ist urheberrechtlich geschützt. Jede Verwertung außerhalb der engen Grenzen des Urheberrechts ist ohne Zustimmung des Verlages unzulässig und strafbar. Dies gilt insbesondere für Vervielfältigungen, Übersetzungen, Mikroverfilmungen und die Einspeicherung und Verarbeitung in elektronischen Systemen.

Abbildung auf Seite 10: © ofdfoto/iStock, Abbildung auf Seite 26: © Adrian Peacock/Fotosearch

Deutsche Übersetzung: Peter Rudolf, Berlin
Lektorat und Herstellung: Quintessenz Verlags-GmbH, Berlin

ISBN: 978-3-86867-249-7

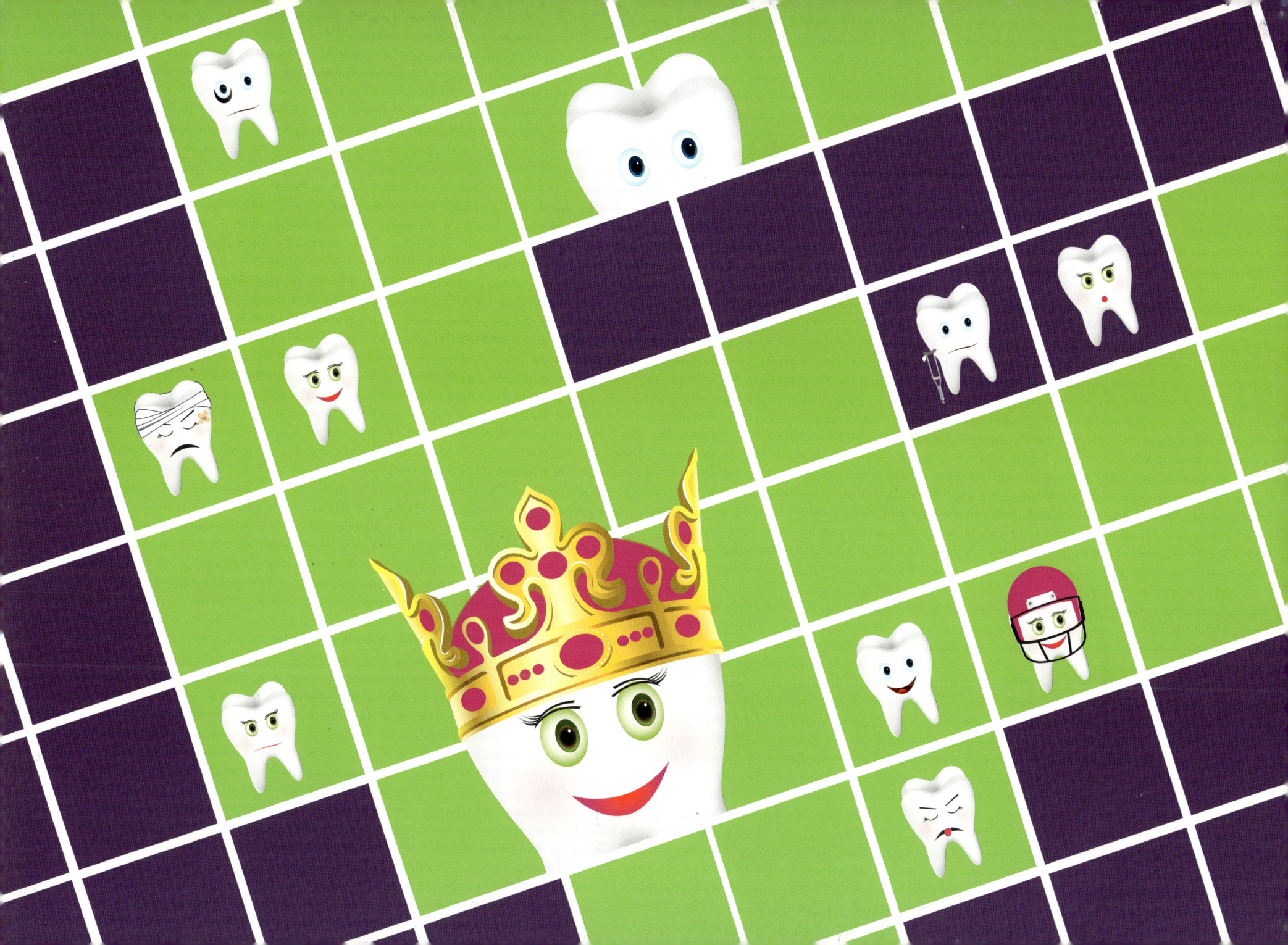

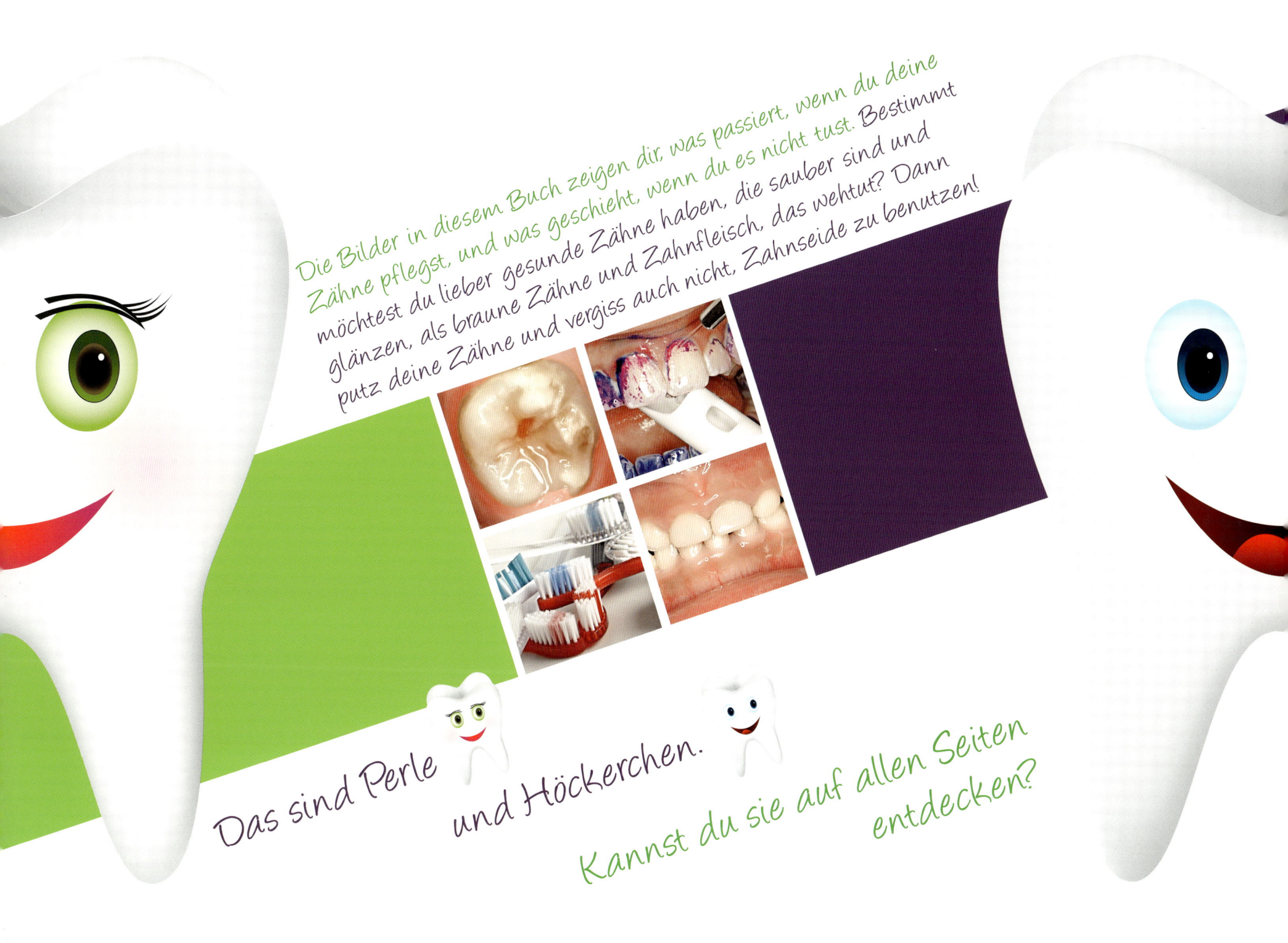

Die Bilder in diesem Buch zeigen dir, was passiert, wenn du deine Zähne pflegst, und was geschieht, wenn du es nicht tust. Bestimmt möchtest du lieber gesunde Zähne haben, die sauber sind und glänzen, als braune Zähne und Zahnfleisch, das wehtut? Dann putz deine Zähne und vergiss auch nicht, Zahnseide zu benutzen!

Das sind Perle und Höckerchen. Kannst du sie auf allen Seiten entdecken?

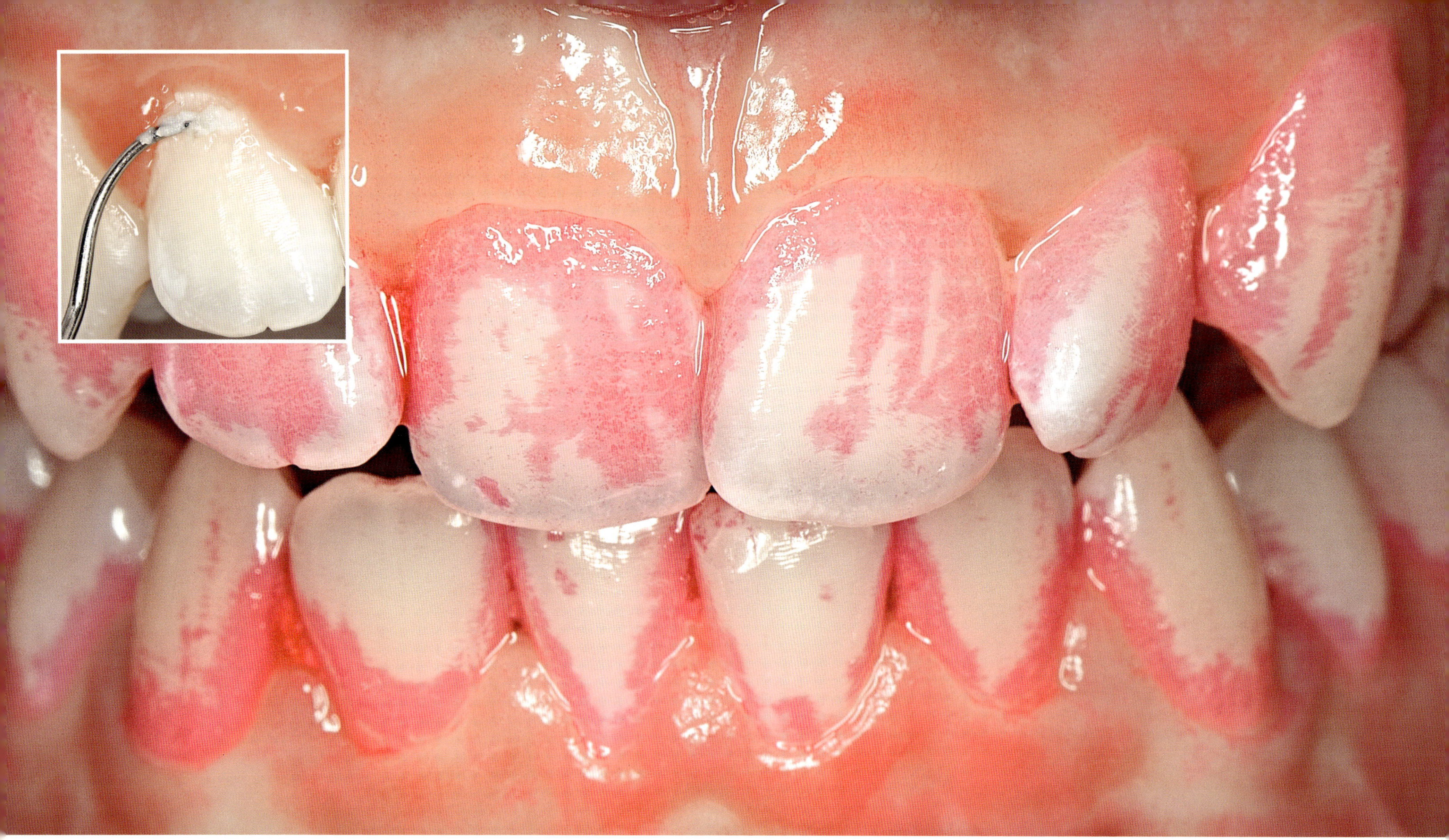

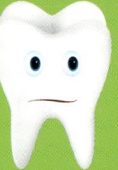 Zahnbelag ist eine klebrige gelbe Schicht auf deinen Zähnen. Er heißt auch *Plaque* und entsteht, wenn sich Bakterien in deinem Mund mit Speichel, also deiner Spucke, und Speiseresten vermischen. Diese Mischung kann Karies verursachen, also Löcher in deinen Zähnen, und dein Zahnfleisch krank machen. Aber keine Sorge! Wenn du gründlich putzt, bekommst du dieses Zeug leicht wieder von deinen Zähnen herunter. Wegen ihrer hellen Farbe lässt sich Plaque nicht immer leicht erkennen. Aber schau dir an, wie dieser coole Farbstoff die Plaque pink gefärbt hat!

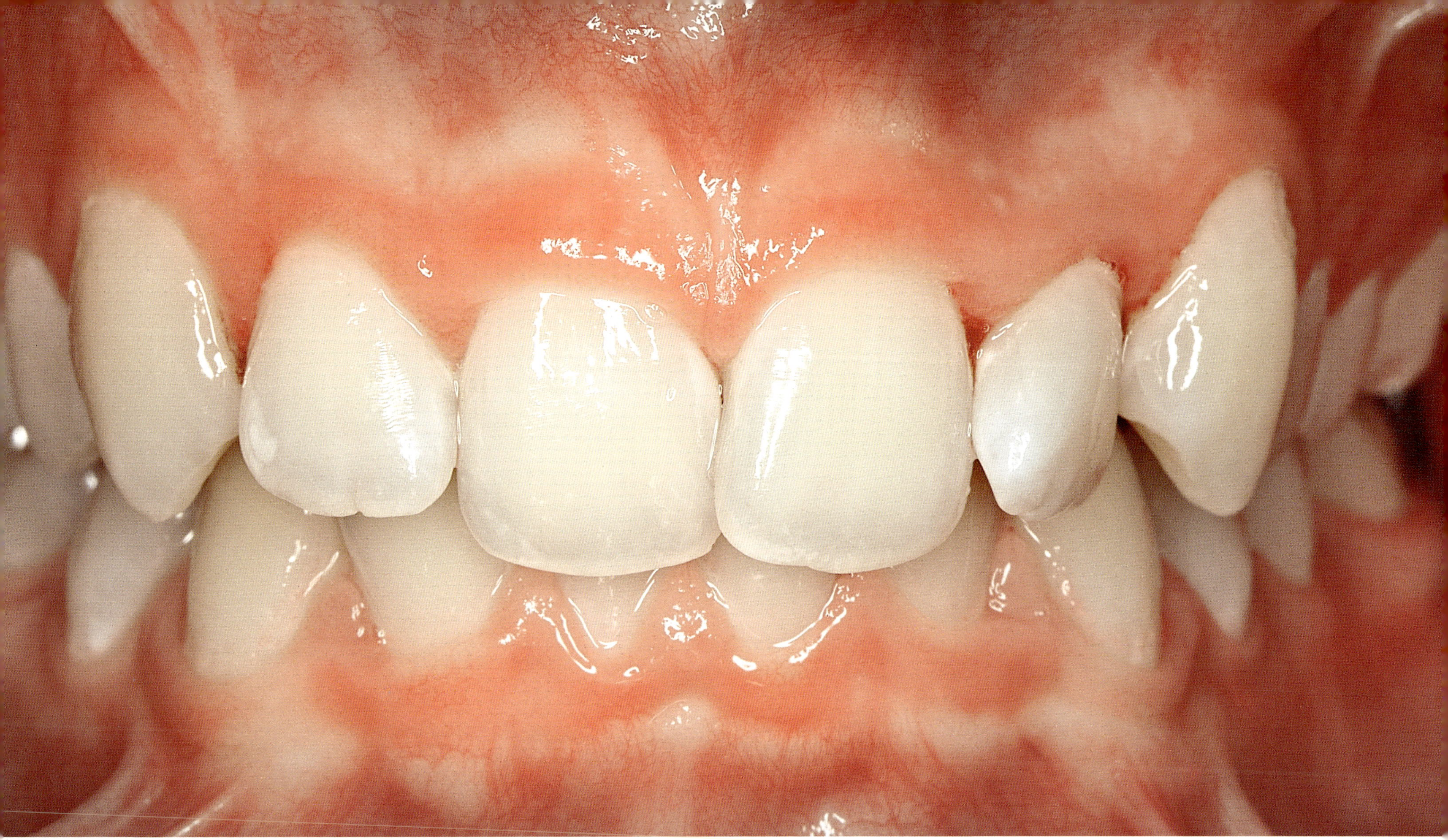

Wenn du deine Zähne ordentlich geputzt hast, sind sie wieder schön sauber. Denk aber daran: Zahnbelag entsteht jeden Tag neu. Deshalb musst du jeden Tag die Zahnbürste und am besten auch Zwischenraumbürstchen oder Zahnseide benutzen!

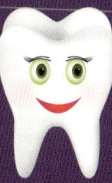

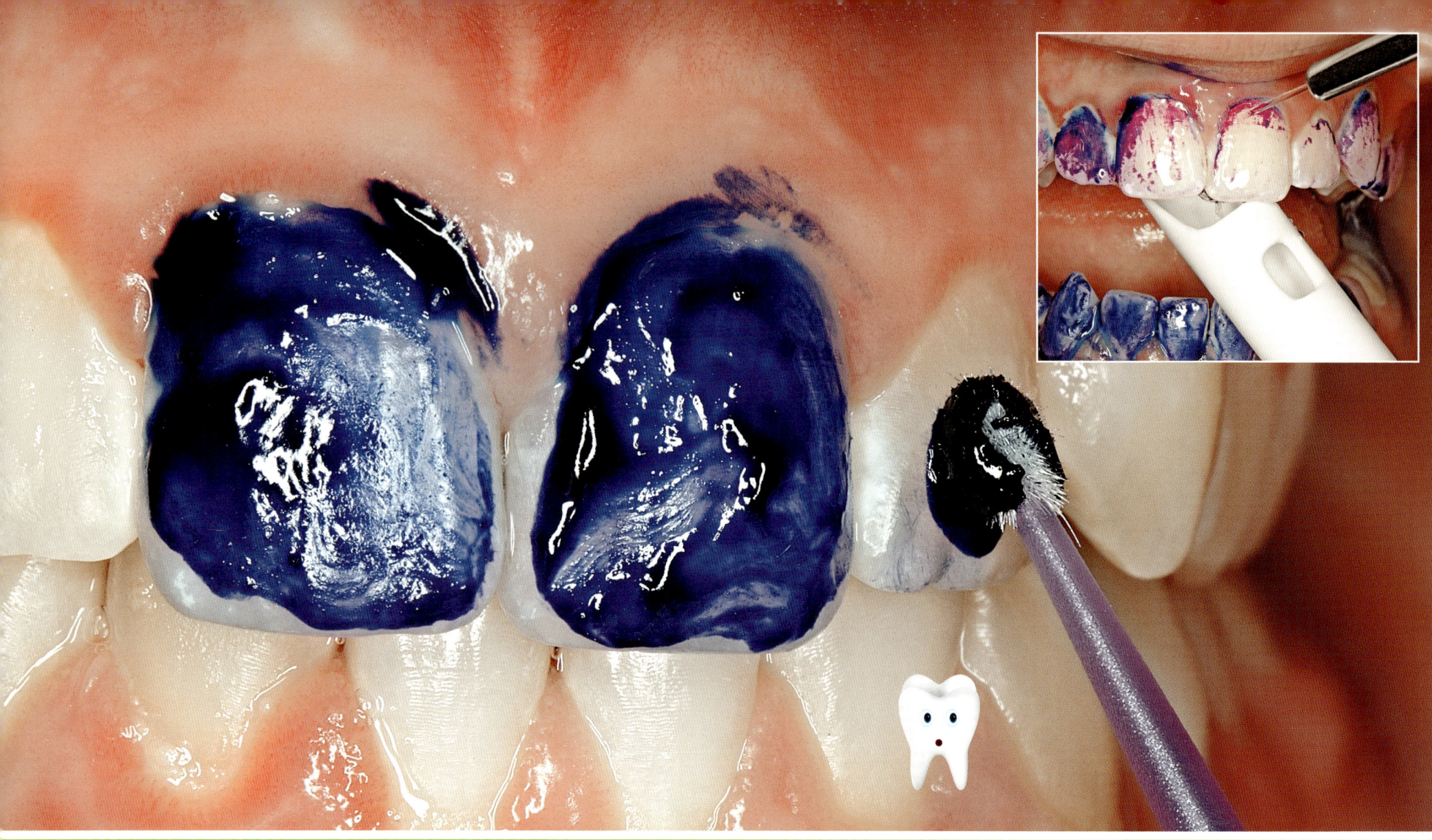

Mit besonderen Farbtabletten oder einem speziellen Gel kann der Zahnarzt den Zahnbelag auf deinen Zähnen sichtbar machen und feststellen, wie lange er schon dort klebt. Du kannst die Farbtabletten auch zu Hause benutzen und selbst testen, ob deine Zähne sauber sind.

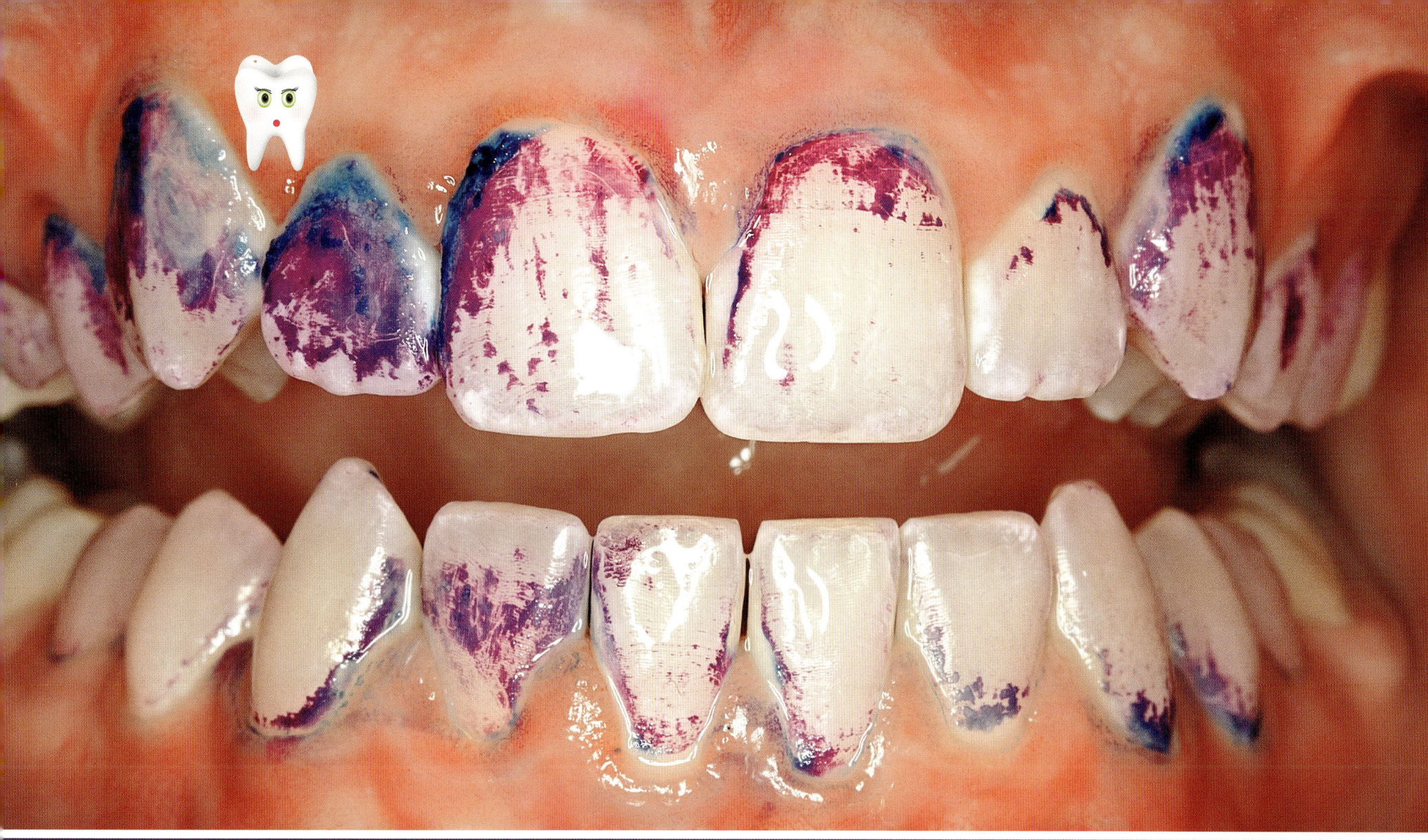

Bei diesem Kind wurde der Zahnbelag mit einem Gel angefärbt. Rosa oder rot bedeutet, dass der Zahnbelag frisch ist. Blau oder lila zeigt an, dass er schon seit zwei Tagen auf dem Zahn haftet. Und hellblau gefärbter Zahnbelag ist sogar noch älter. Dieser Junge hat seine Zähne nicht ordentlich geputzt. Der Zahnbelag ist schon mehrere Tage alt. Auweia!

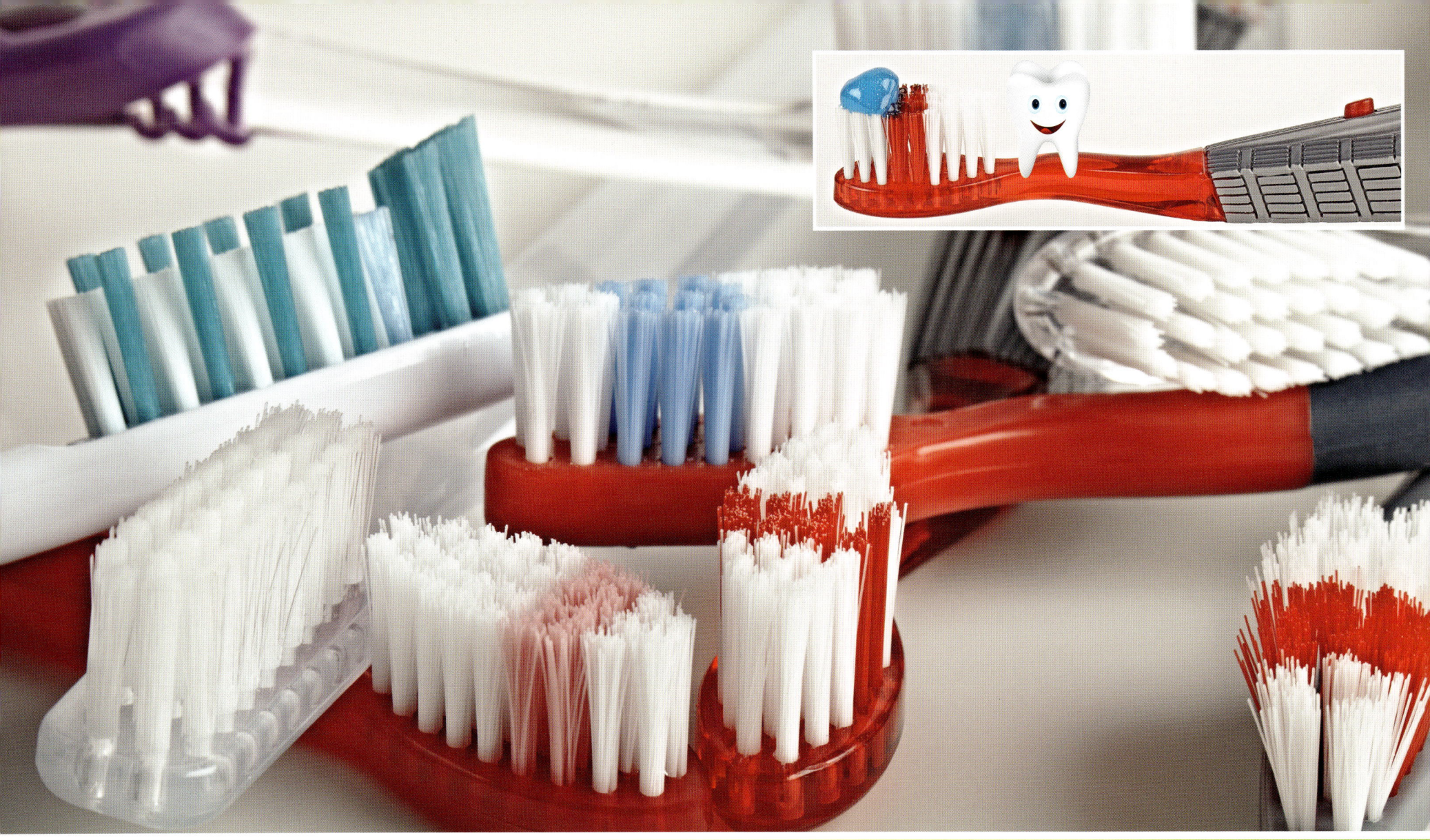

Die Zahncreme selbst reinigt deine Zähne nicht (das tun die Borsten der Zahnbürste), aber sie lässt deinen Atem besser riechen und kann deine Zähne stärker gegen Karies machen. Denke aber daran: Du brauchst nur ein kleines bisschen Zahncreme, etwa so groß wie eine Erbse, um ordentlich zu putzen.

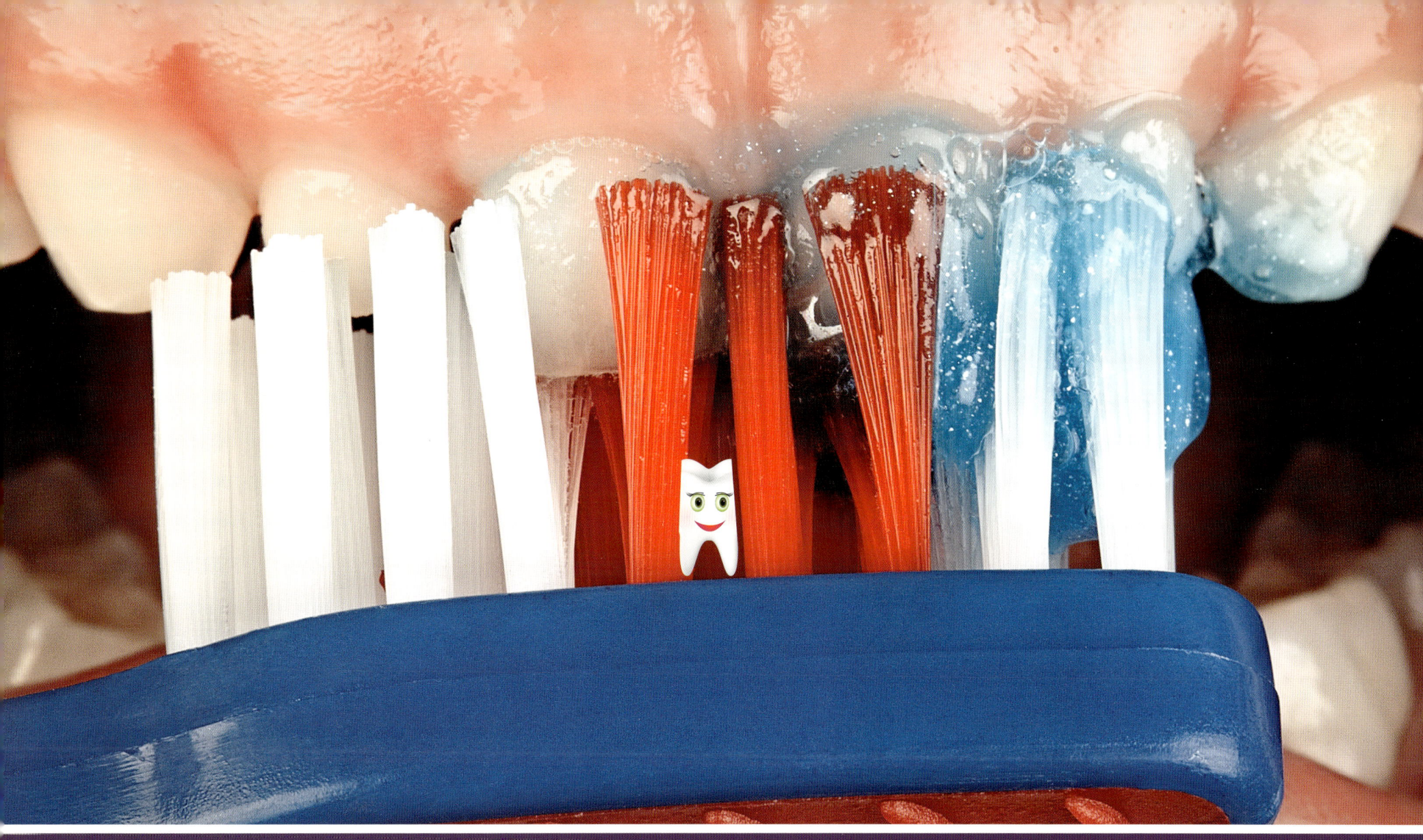

Die Borsten der Zahnbürste müssen auch über den Zahnfleischrand bürsten, wenn du alle Plaque von deinen Zähnen abbekommen willst.

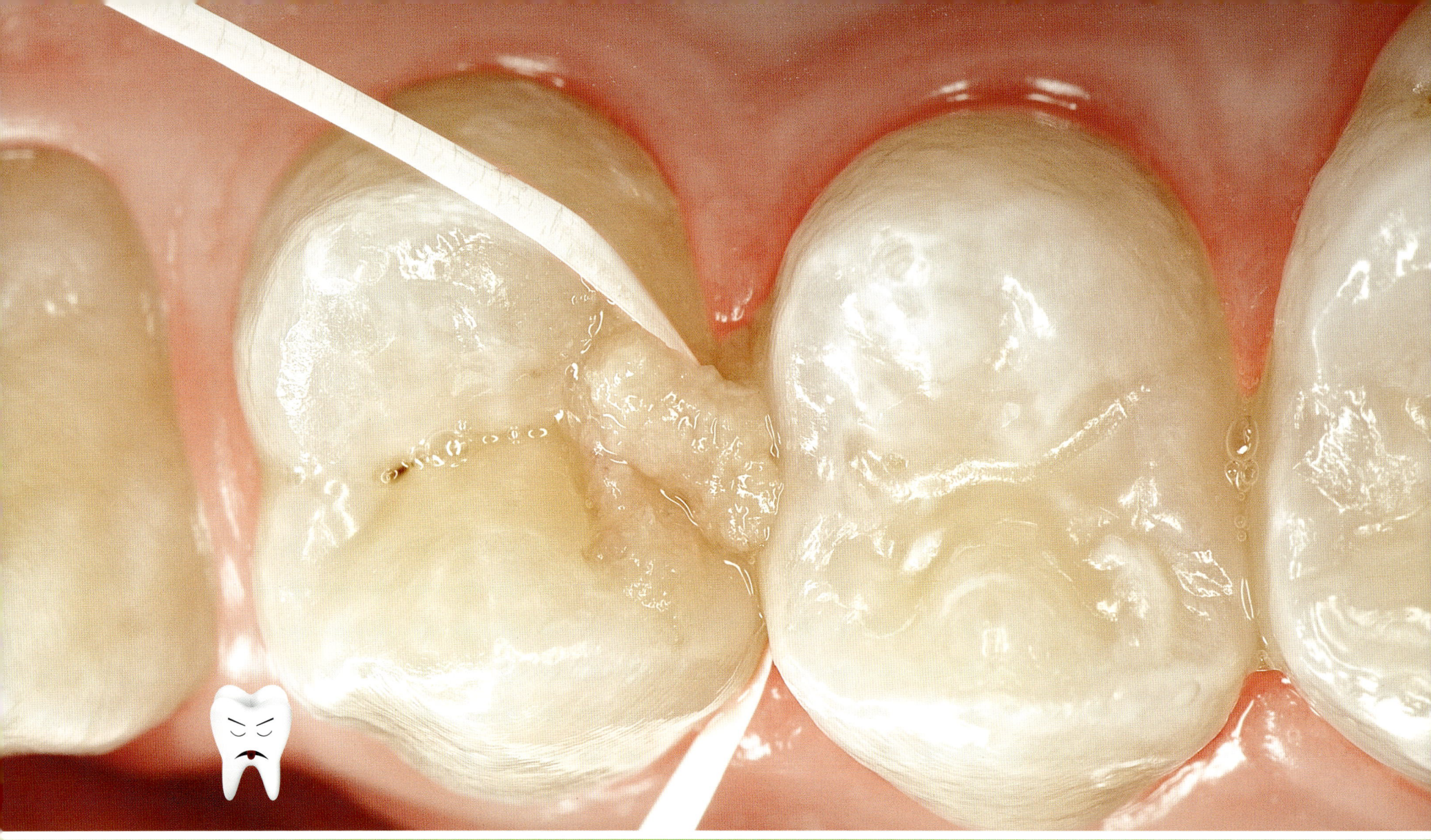

Ein Zahn hat fünf Flächen (Vorderseite, Rückseite, linke Seite, rechte Seite und Oberseite). Wenn du vergisst, auch zwischen den Zähnen zu putzen, machst du nur drei von fünf Flächen sauber, und die Seitenflächen bleiben schmutzig. Igitt! Putze deshalb nicht nur mit der Zahnbürste, sondern benutze am besten auch Zwischenraumbürstchen oder Zahnseide.

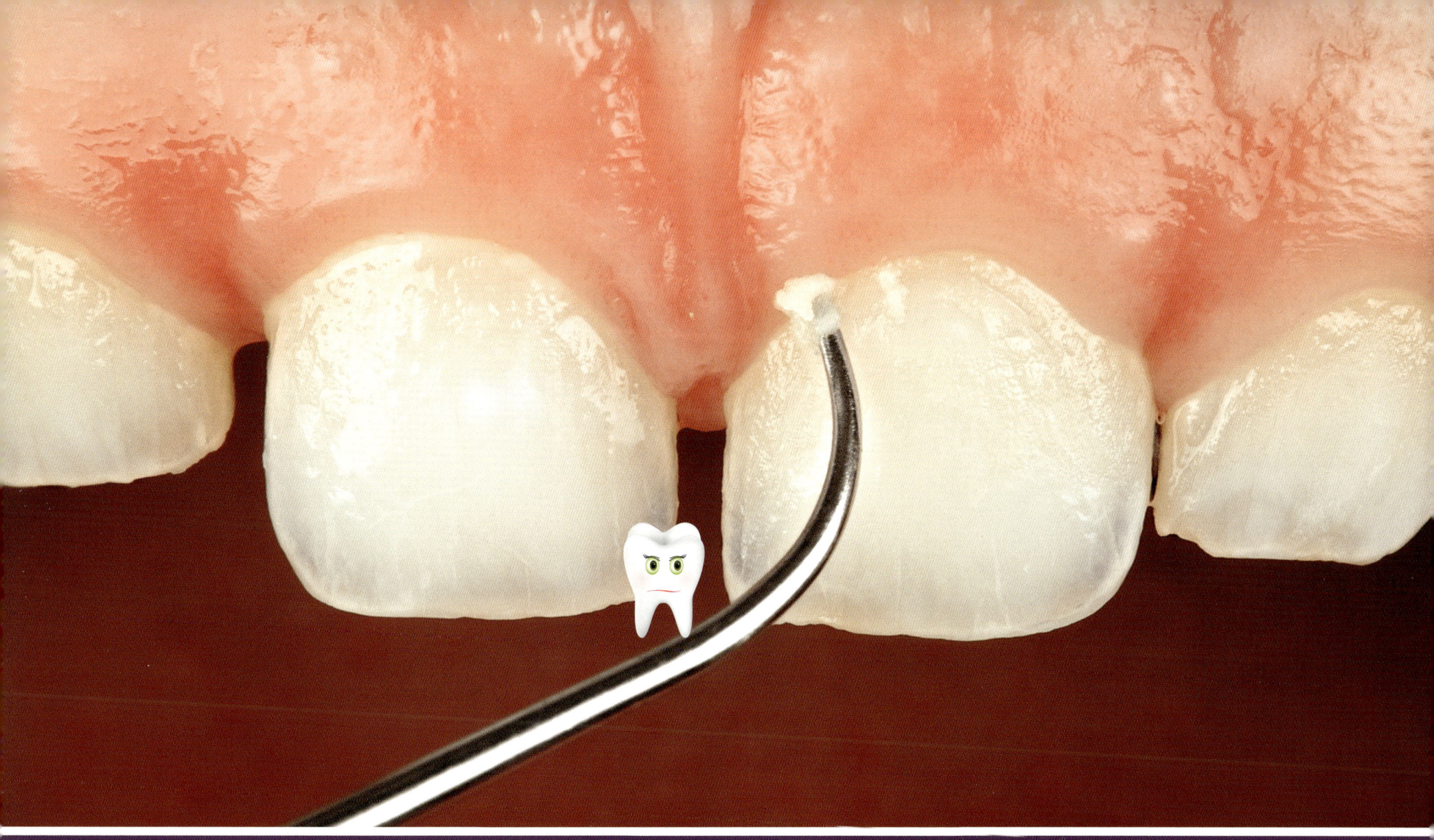

Dieses fünfjährige Kind hat beim Zähneputzen an einigen Stellen Plaque vergessen. Du solltest immer deine Eltern kontrollieren lassen, ob du allen Zahnbelag erwischt oder etwas vergessen hast. Wenn du mit dem Putzen fertig bist, sollten deine Eltern außerdem noch einmal gründlich nachputzen.

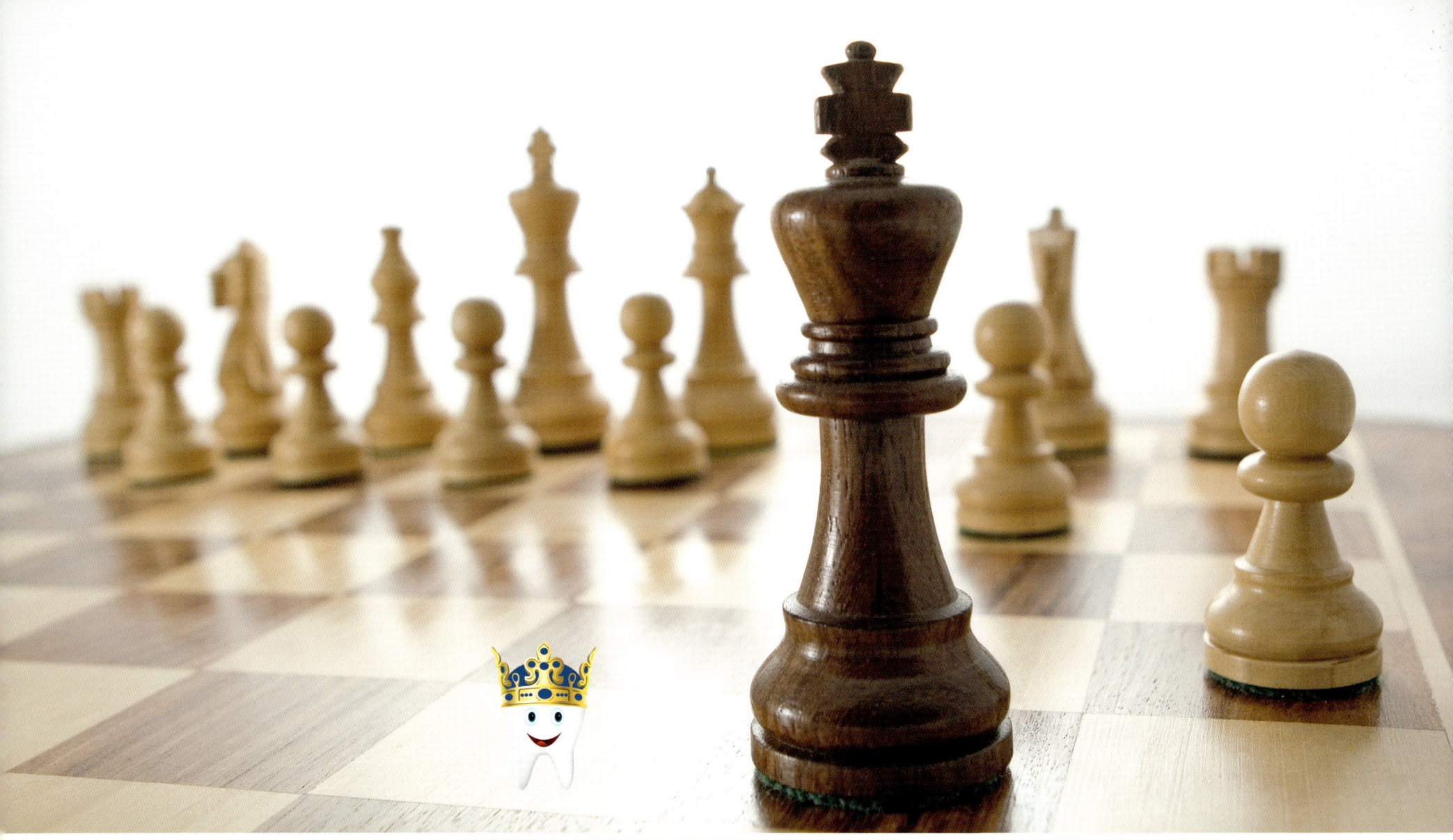

Zähneputzen ist ein bisschen wie Schachspielen. Wenn du die richtigen Bewegungen mit der Zahnbürste (oder den Figuren) machst, gewinnst du!

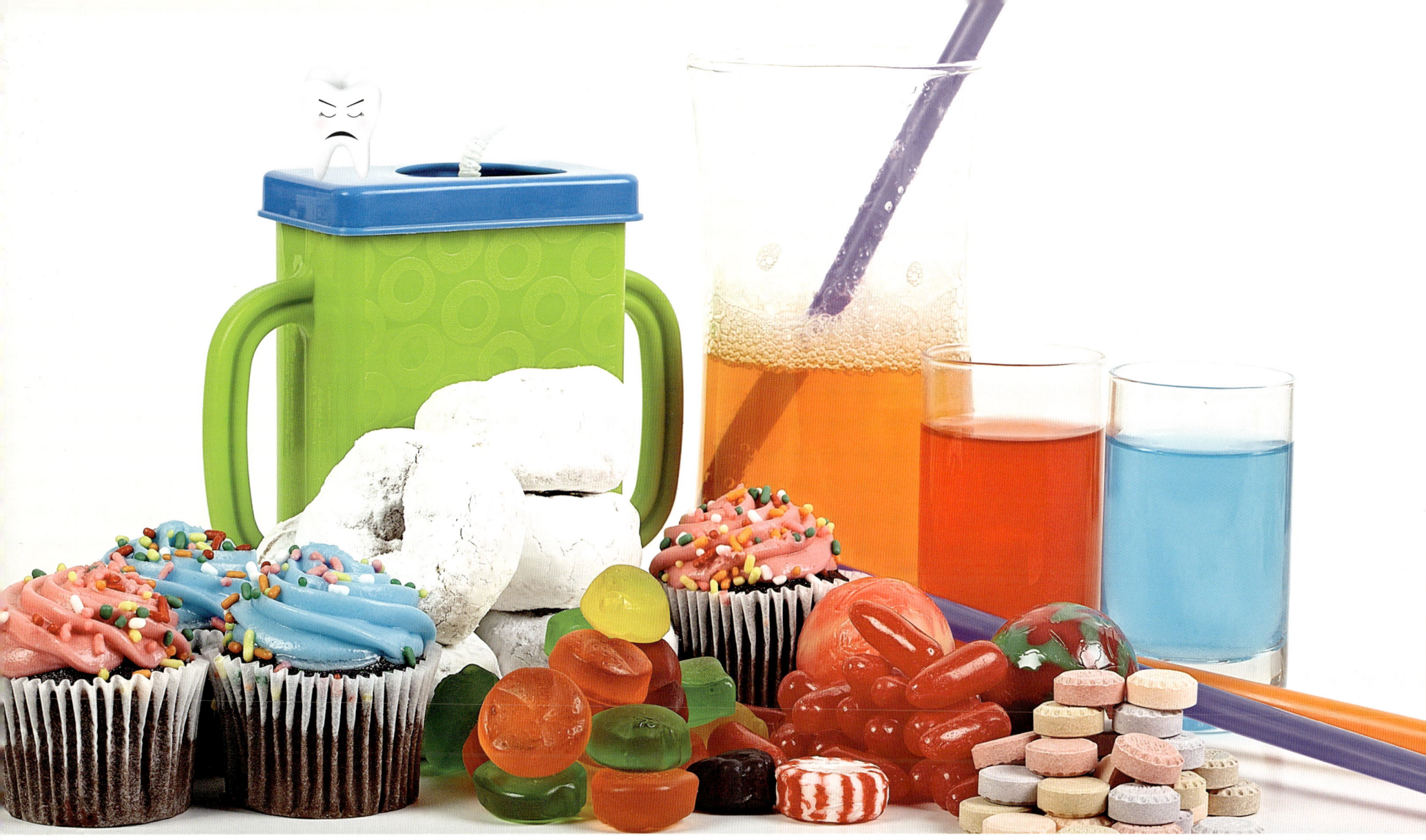

Gezuckertes Essen und süße Getränke sind schlecht für die Zähne. Die Bakterien in deinem Mund mögen Süßigkeiten noch viel lieber als du!

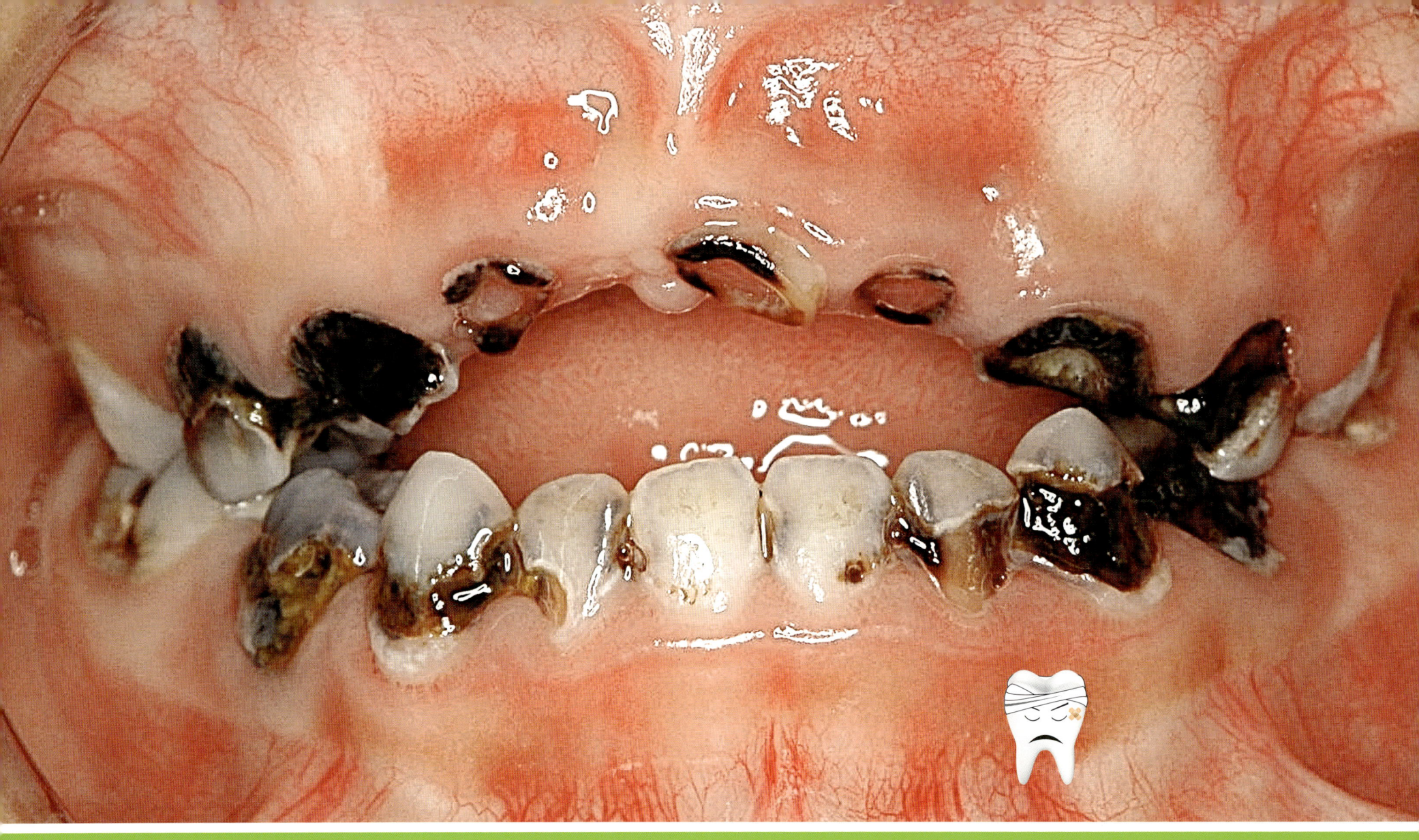

Dieser fünfjährige Junge hat schlimme Karies, weil er viele Süßigkeiten gegessen und viel Limonade getrunken hat. Je öfter man süße Sachen isst oder trinkt, umso mehr Zeit haben die Bakterien, die Zähne kaputt zu machen. Trinke lieber zahnfreundliche Getränke, wie Wasser, ungesüßten Tee oder zuckerfreie Limonaden!

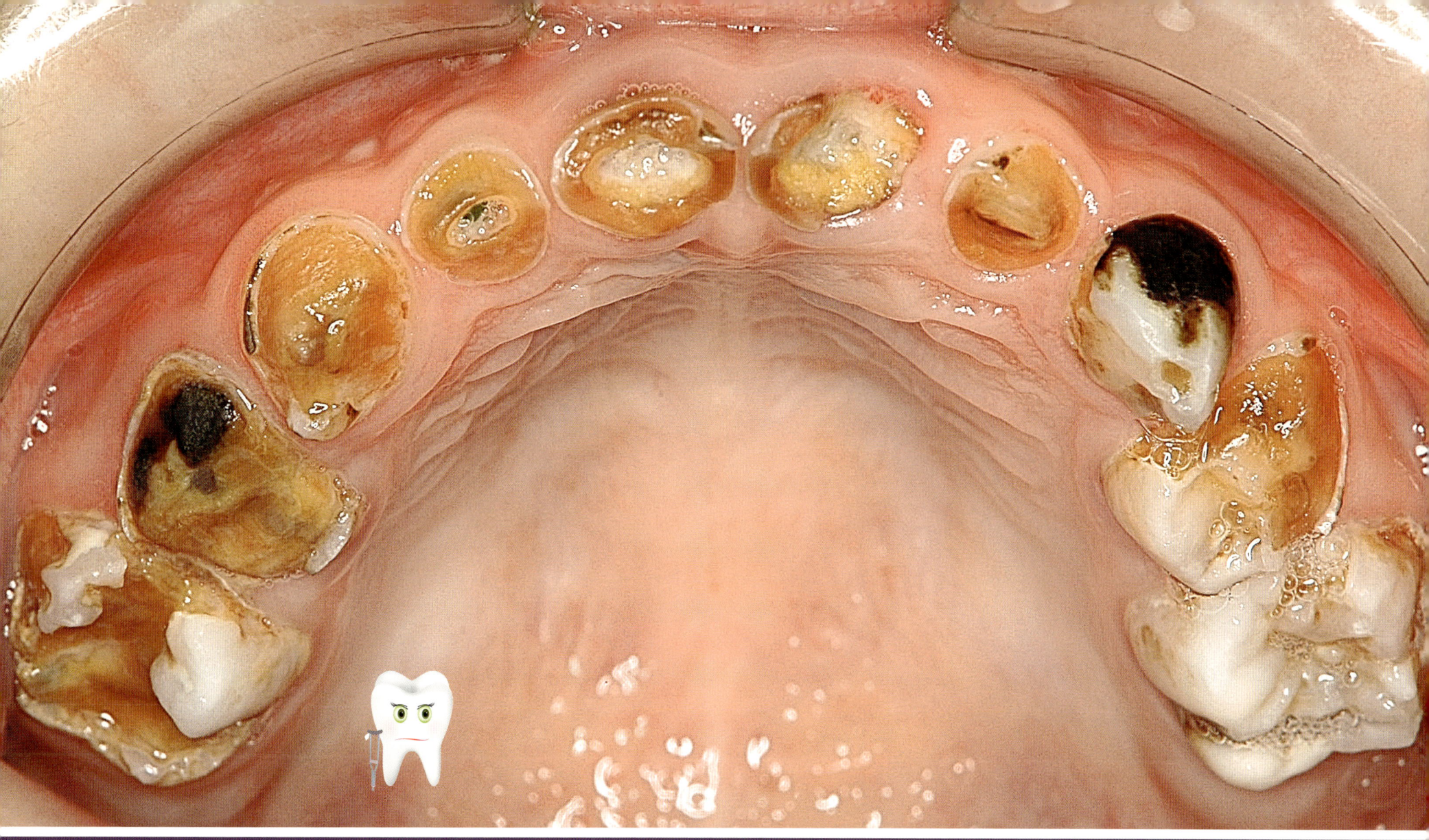

Dieses dreijährige Mädchen hat zum Einschlafen immer ein Fläschchen Saft getrunken. Schau dir nur an, was mit ihren Zähnen passiert ist!

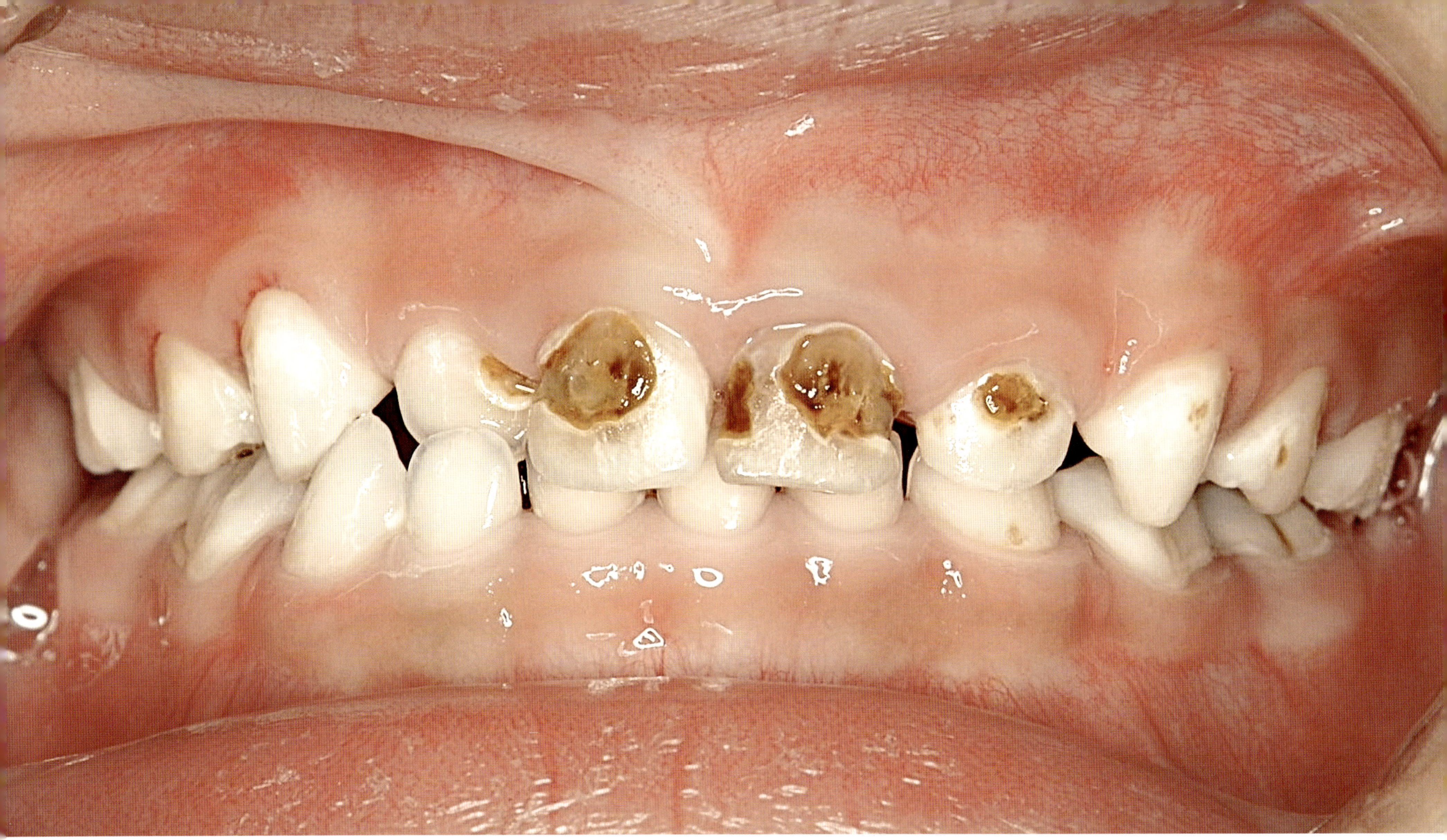

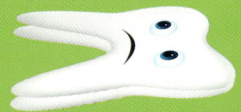

Dieser fünfjährige Junge hat schlimme Karies an seinen vorderen Milchzähnen, weil er sehr oft Apfelsaft getrunken hat. In Saft kann viel Zucker enthalten sein, und die Bakterien in deinem Mund lieben diesen Zucker.

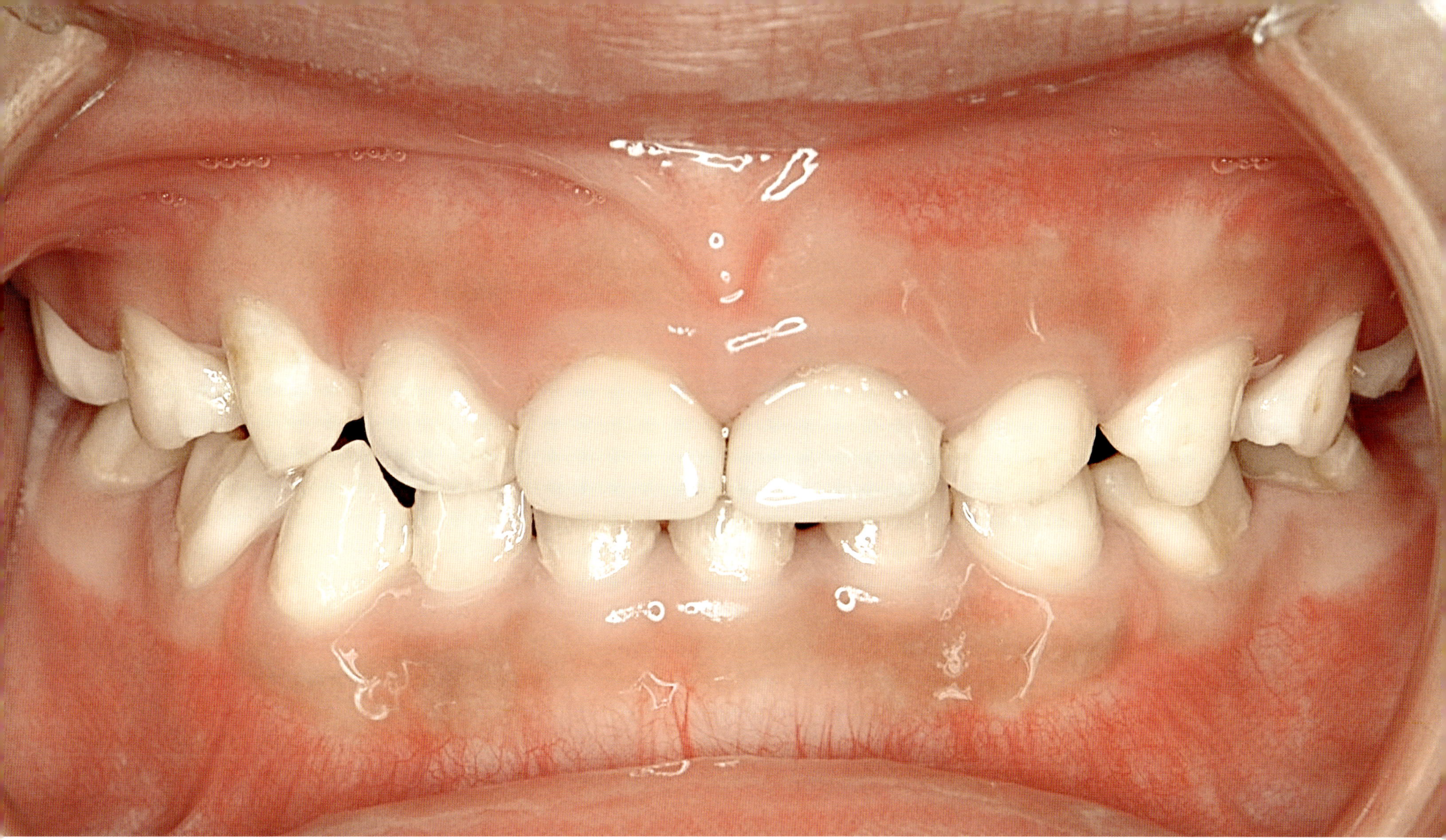

Die Zahnärztin musste alle kaputten Stellen mit dem Bohrer sauber machen und die Löcher mit einem zahnfarbigen Material füllen. Dieses Material heißt *Komposit*, und es kann direkt auf den Zahn geklebt werden. Alles wieder in Ordnung!

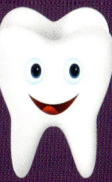

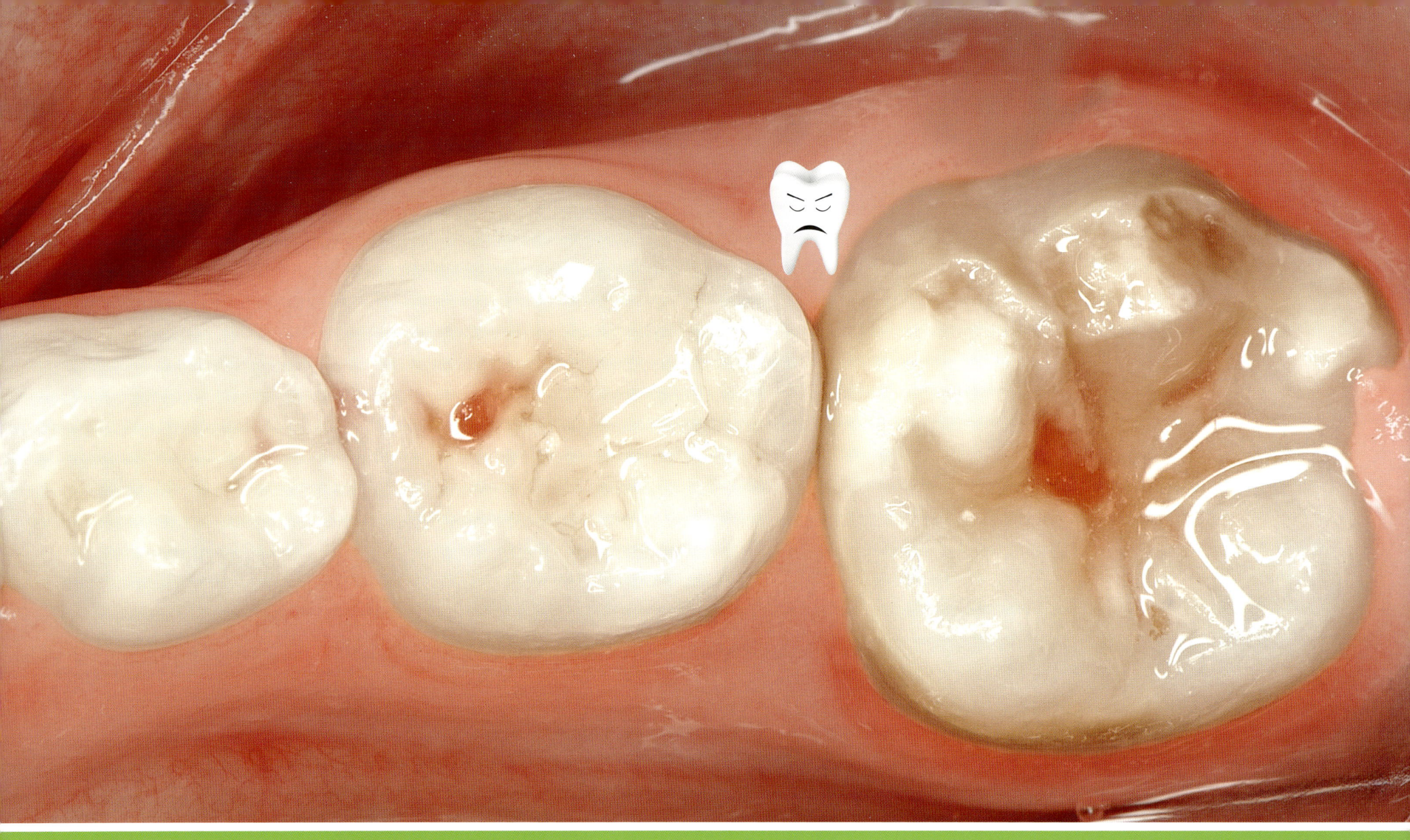

Dieser siebenjährige Junge hatte schlimme Karies an seinem bleibenden Molar (so heißen die hinteren Backenzähne), weil er häufig klebrige Bonbons zerkaut hatte. Der am Zahn klebende Zucker wurde von den Bakterien in Säure umgewandelt, und diese Säure hat Löcher in den Zahn gefressen.

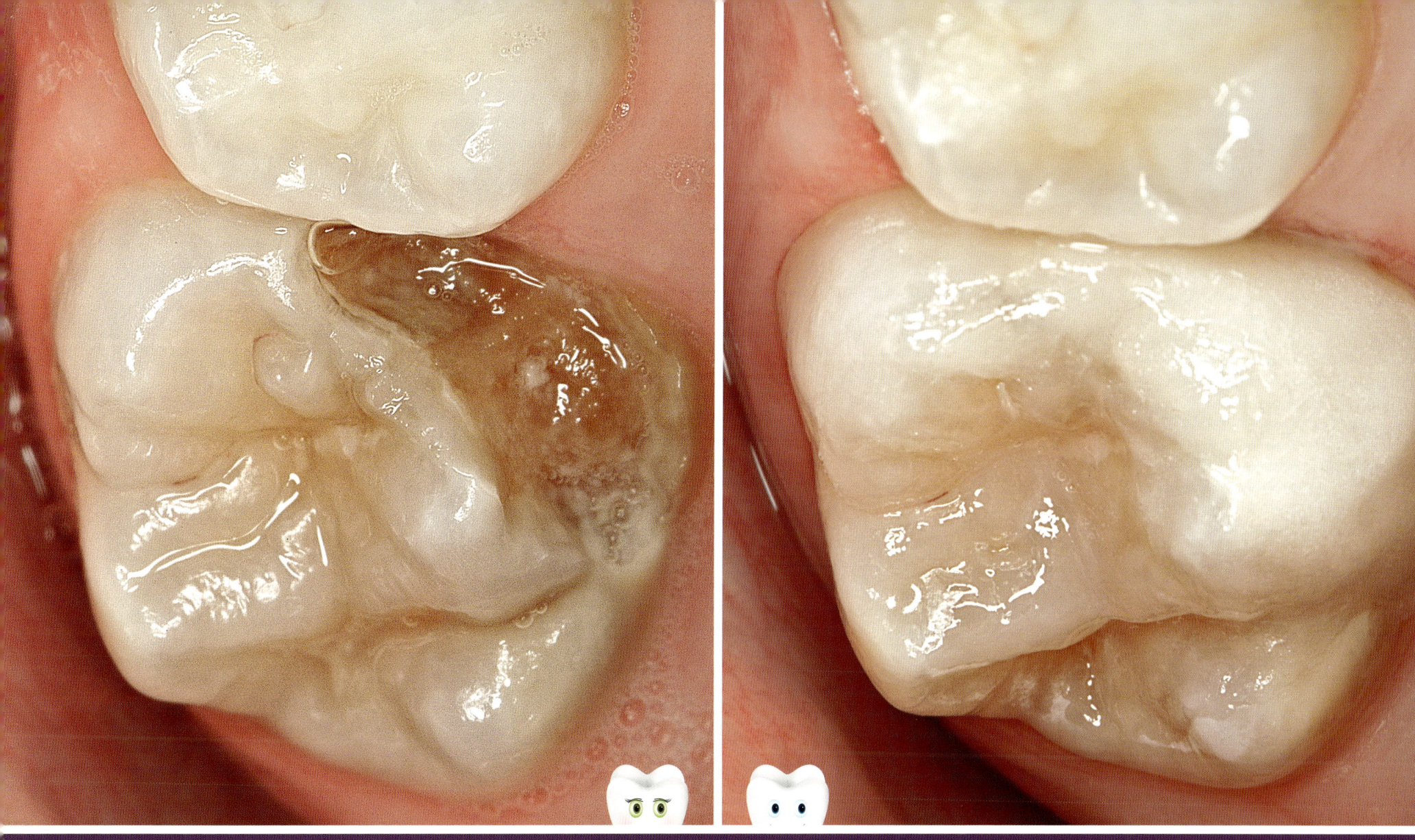

Wenn ein Milchzahn Karies hat, kann das Loch mit einer Füllung geschlossen werden, die Fluorid enthält. Fluorid schützt deinen Zahn vor Bakterien. Die Füllung hält das Fluorid lange fest und deinen Zahn lange gesund.

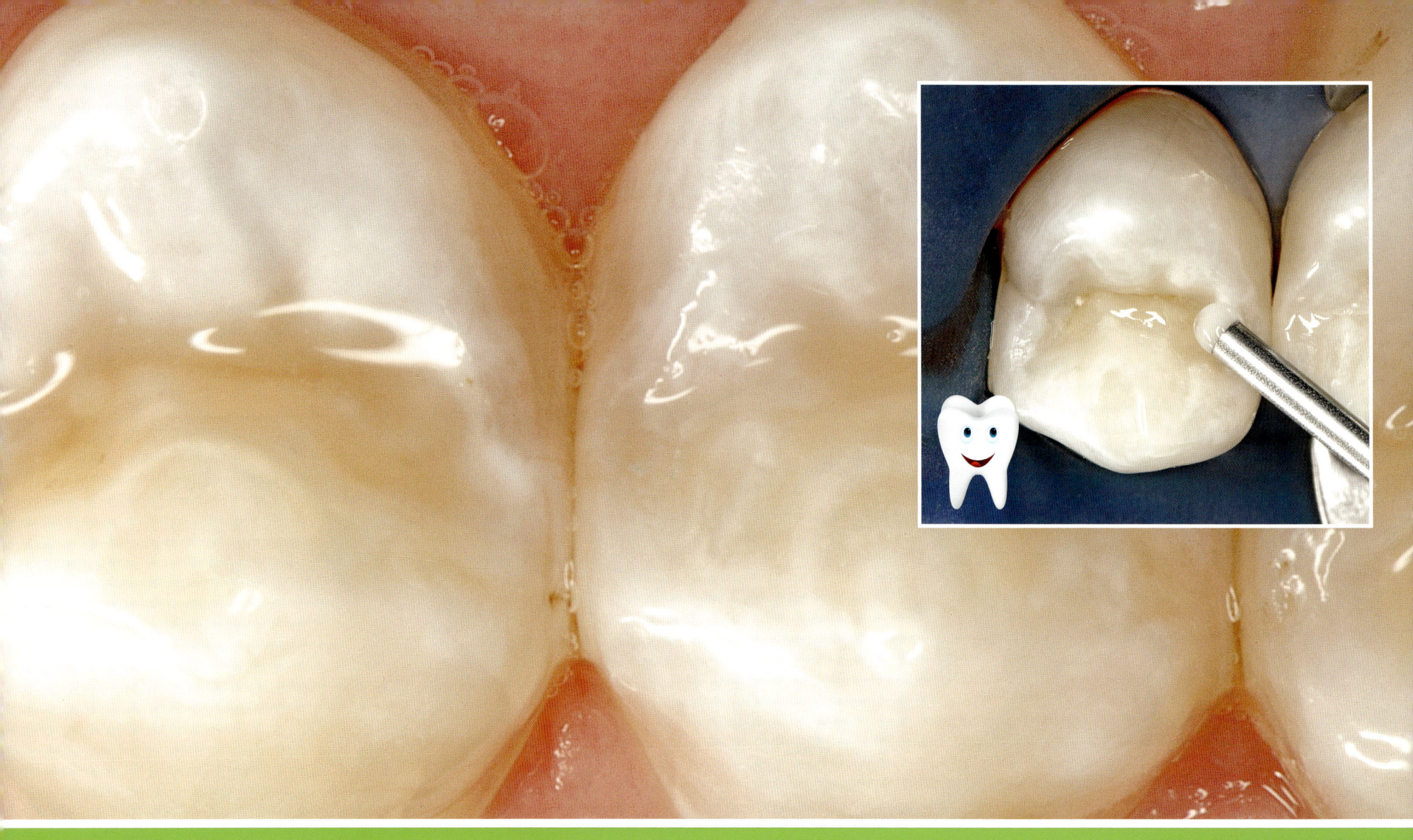

Eine *Versiegelung* ist eine dünne Kunststoffschicht, die auf die Kauflächen der Backenzähne aufgestrichen wird. Diese Schicht schützt die Kauflächen vor Karies, denn sie verhindert, dass Krümel und Plaque sich in den Ritzen und Rillen festsetzen können.

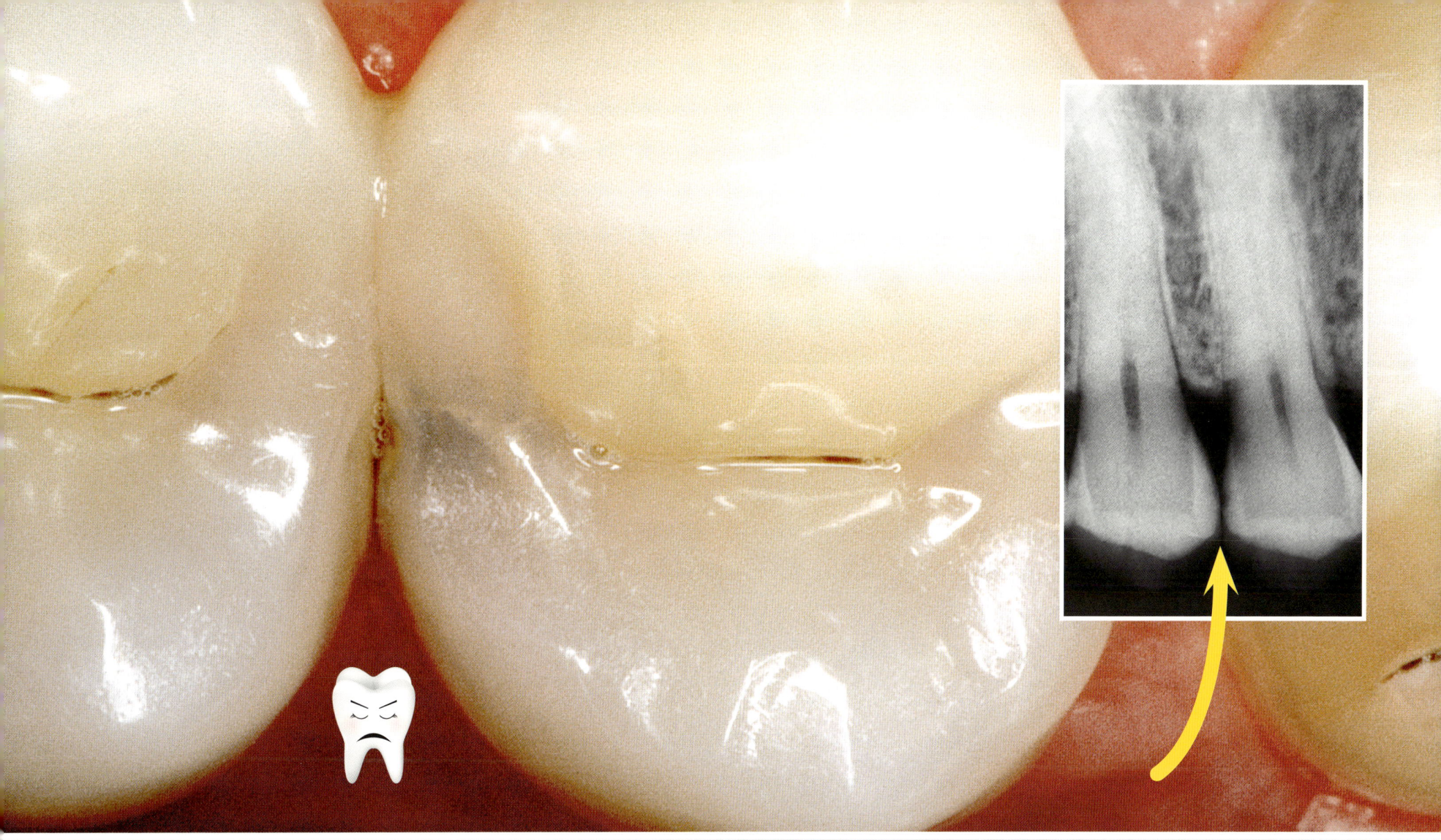

Manchmal muss der Zahnarzt ein *Röntgenbild* machen, um die Löcher in den Zähnen sehen zu können.

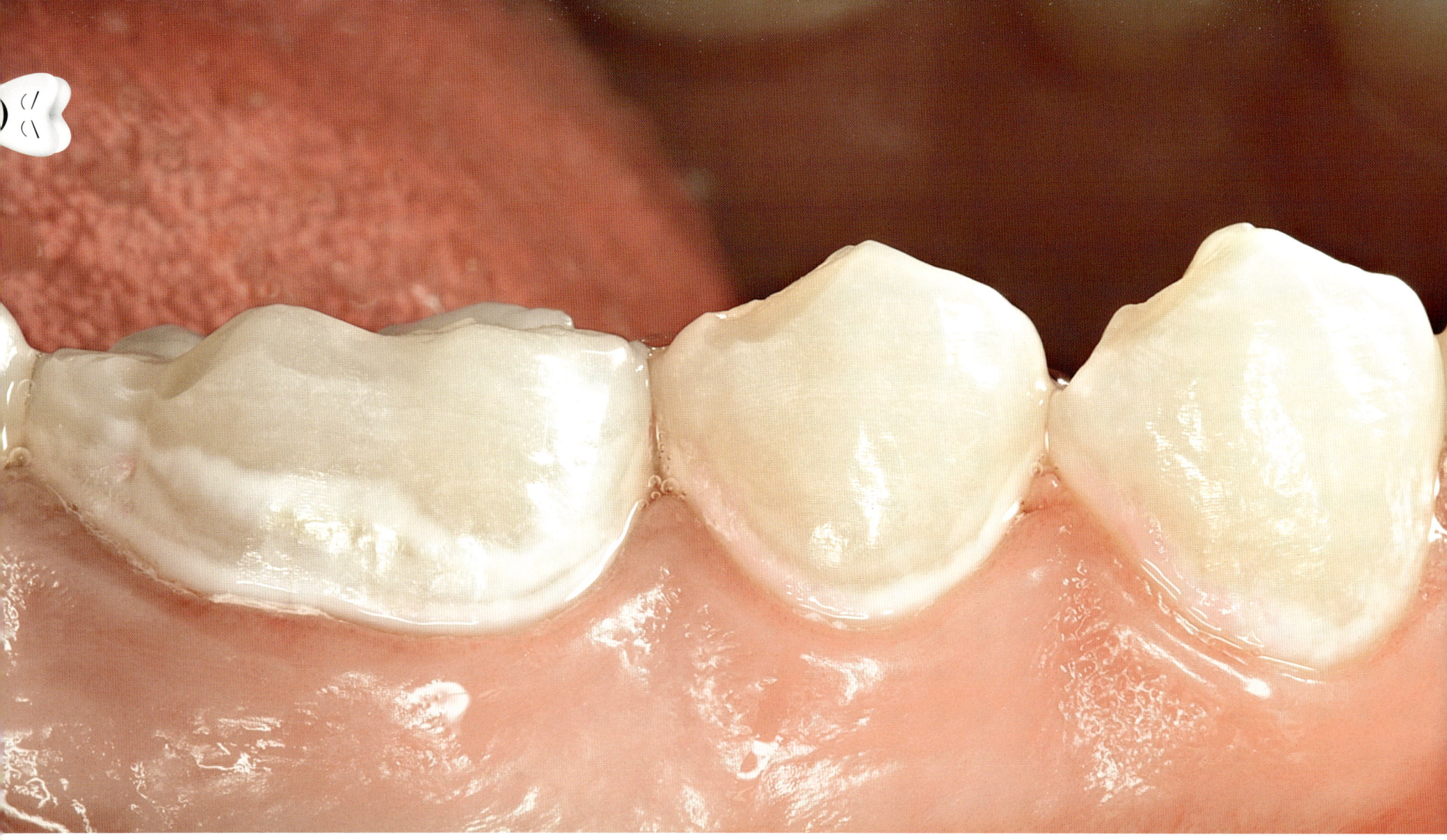

Dieser zwölfjährige Junge hat weiße Flecken auf seinen Backenzähnen bekommen, weil sich viel Plaque entlang des Zahnfleischrandes angesammelt hatte. Gründliches Zähneputzen kann so etwas an deinen Zähnen verhindern.

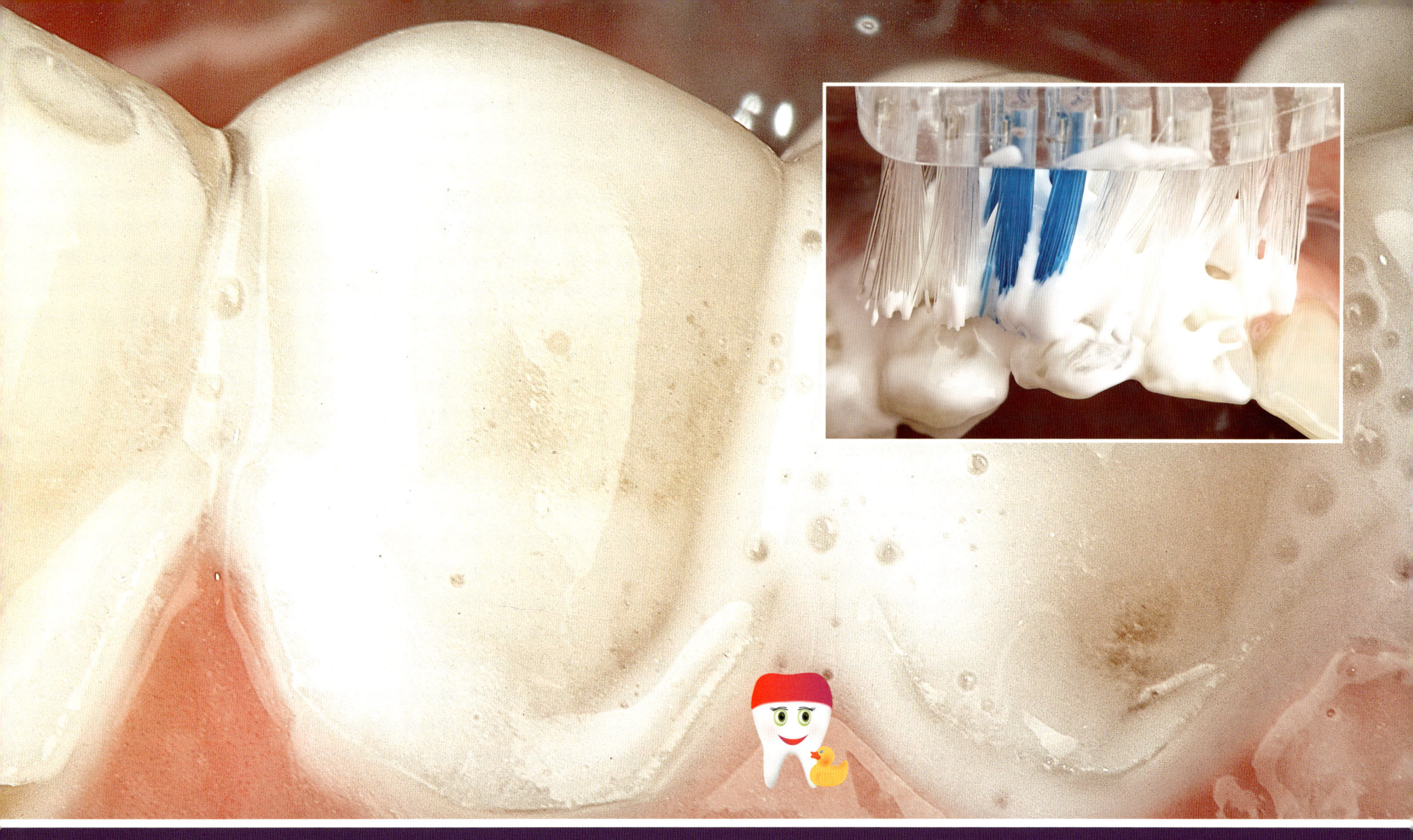

Dieser Zahn kann wieder wie neu werden, wenn man ein Gel mit besonderen Mineralstoffen einbürstet.

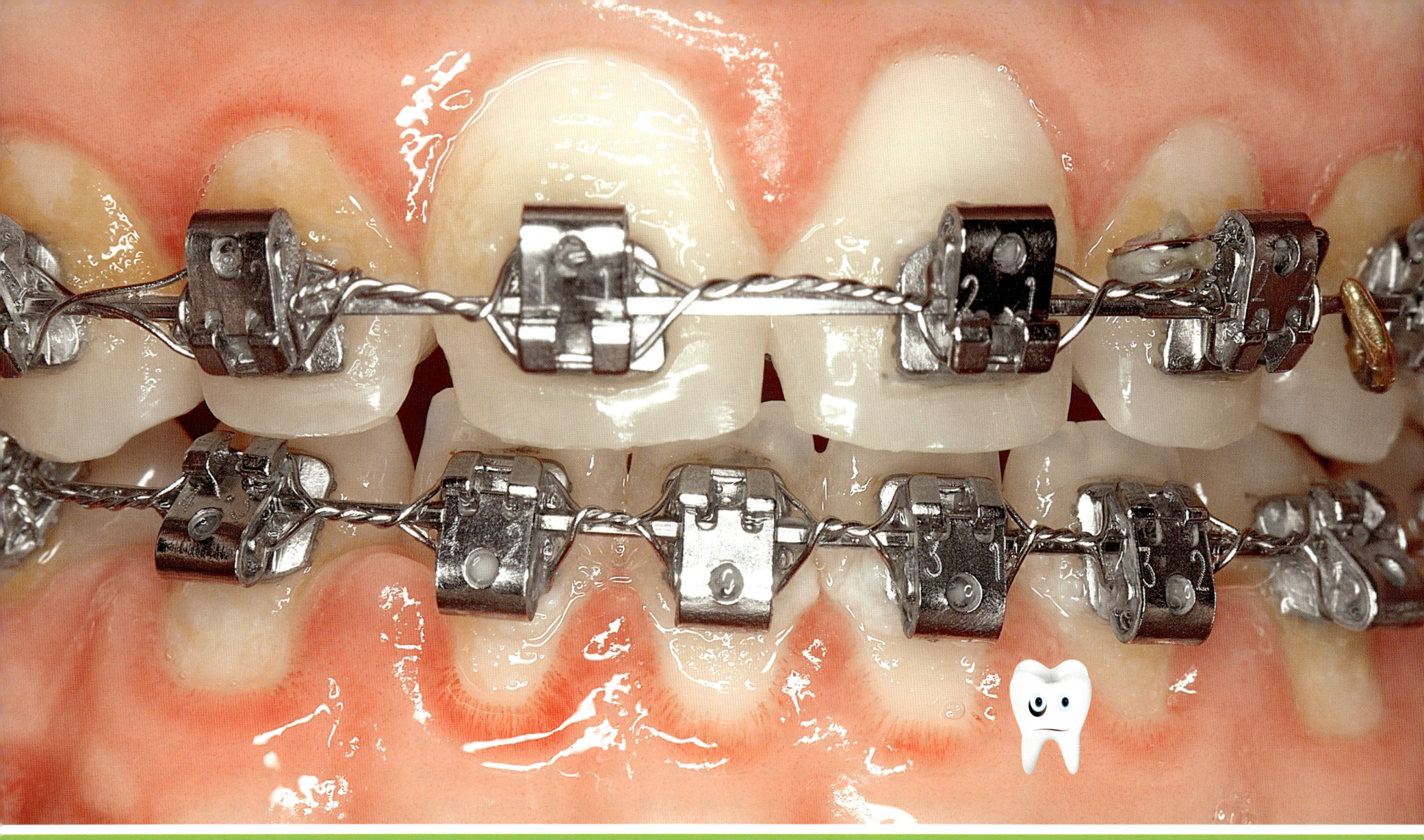

Beim Zähneputzen musst du unbedingt auch dein Zahnfleisch mit der Bürste reinigen. Dieser Junge hat Zahnbürste, Zwischenraumbürstchen und Zahnseide viel zu selten benutzt. Plaque hat sich angesammelt und zu einer Entzündung des Zahnfleischs geführt. Diese Krankheit heißt *Gingivitis*.

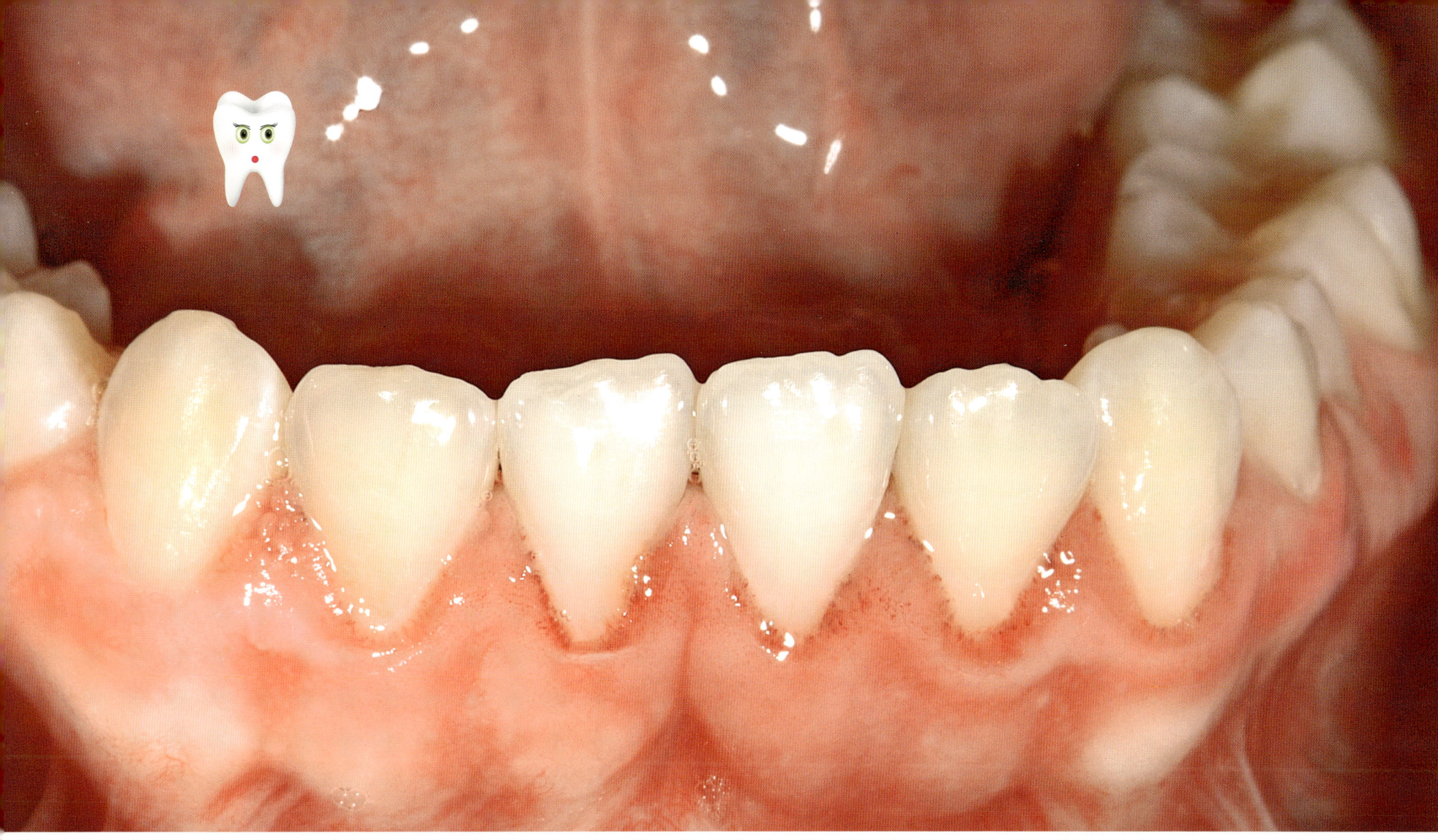

Wenn die Gingivitis nicht gestoppt wird, kann sie den Knochen unter dem Zahnfleisch angreifen und zerstören. Das heißt dann *Parodontitis*.

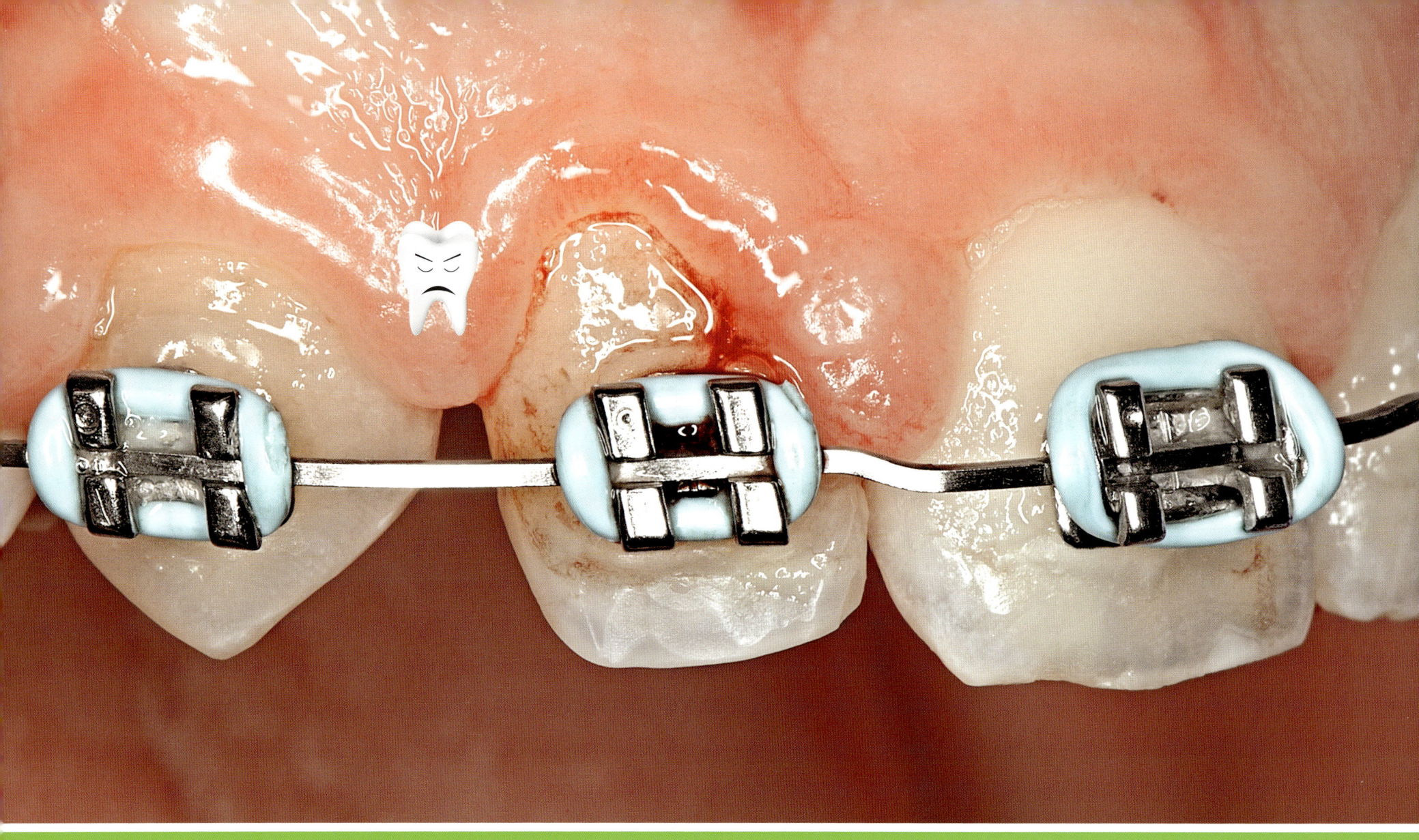

Dieses vierzehnjährige Mädchen benutzte wegen ihrer Spange keine Zahnseide zwischen den Zähnen. Ihr Zahnfleisch ist deshalb stark angeschwollen.

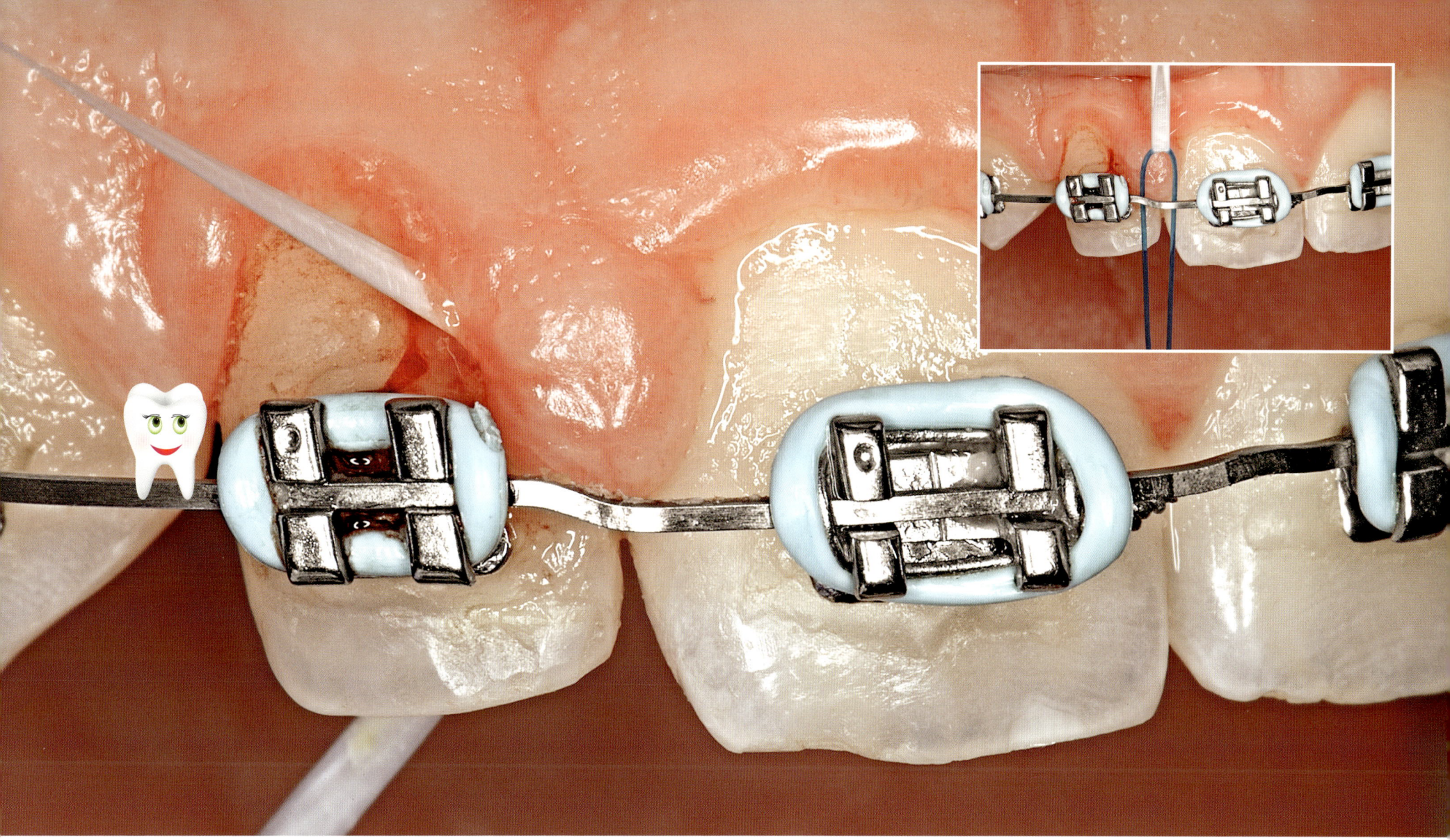

Wenn du Brackets hast, kann dir ein Einfädler helfen, die Zahnseide unter dem Draht und zwischen den Zähnen hindurchzufädeln. Dann kannst du die Seitenflächen der Zähne reinigen und verhindern, dass dein Zahnfleisch sich entzündet und dick wird.

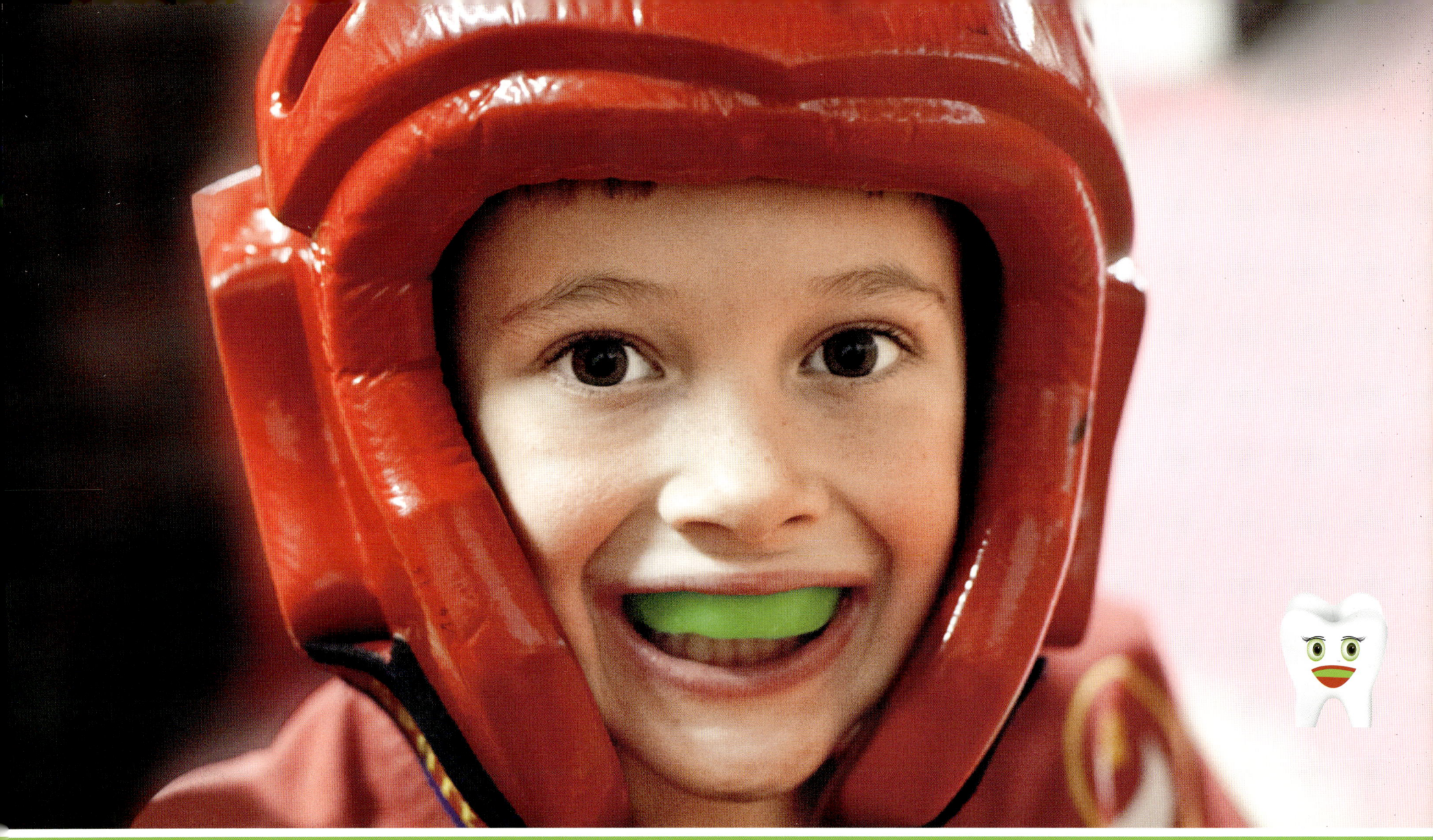

Sporttreiben macht Spaß! Aber es kann gefährlich für deine Zähne sein, wenn du keinen Zahnschutz trägst …

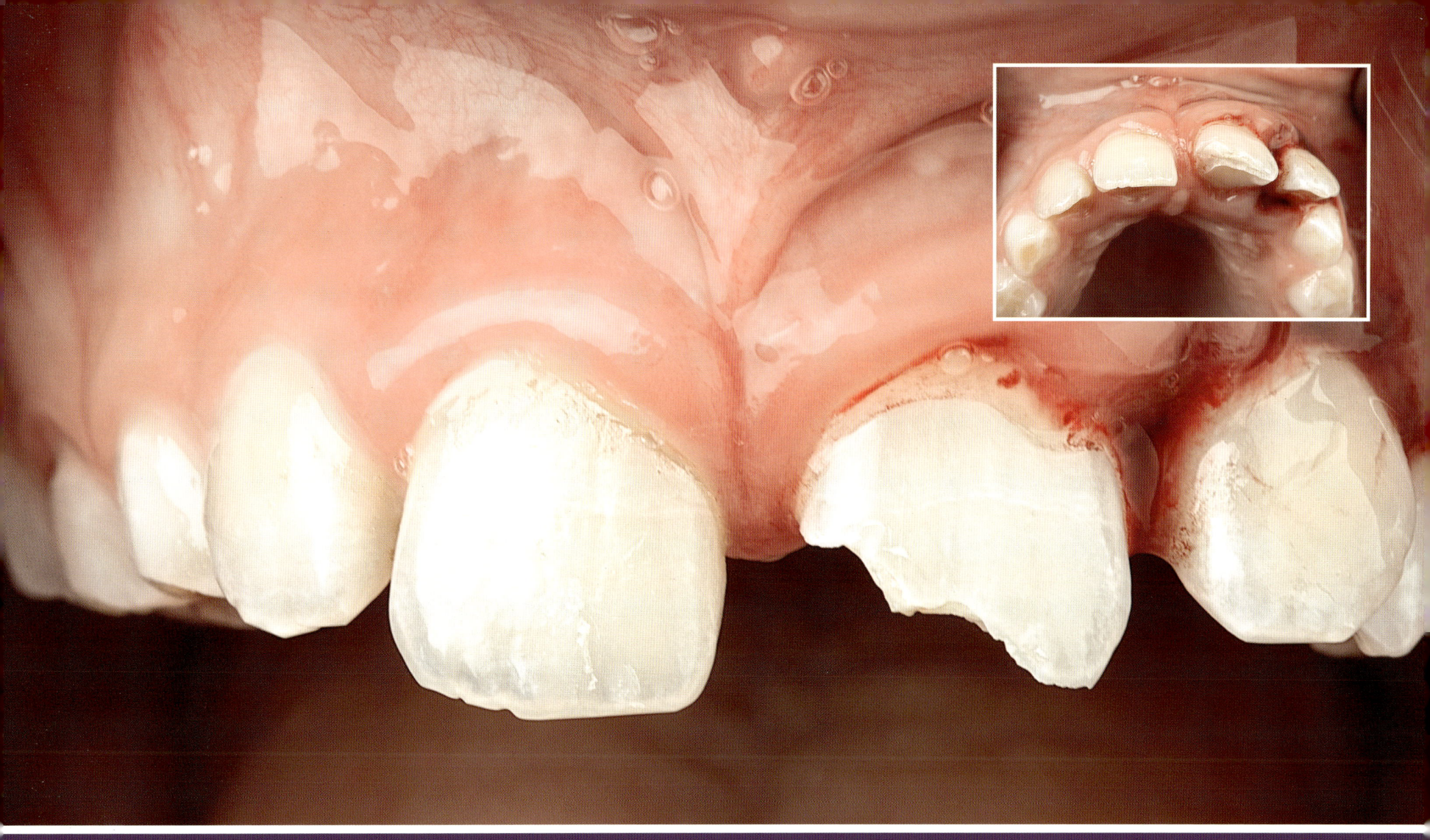

Schau dir gut an, was mit den Zähnen dieses Kindes bei einem Sportunfall passiert ist!

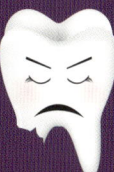

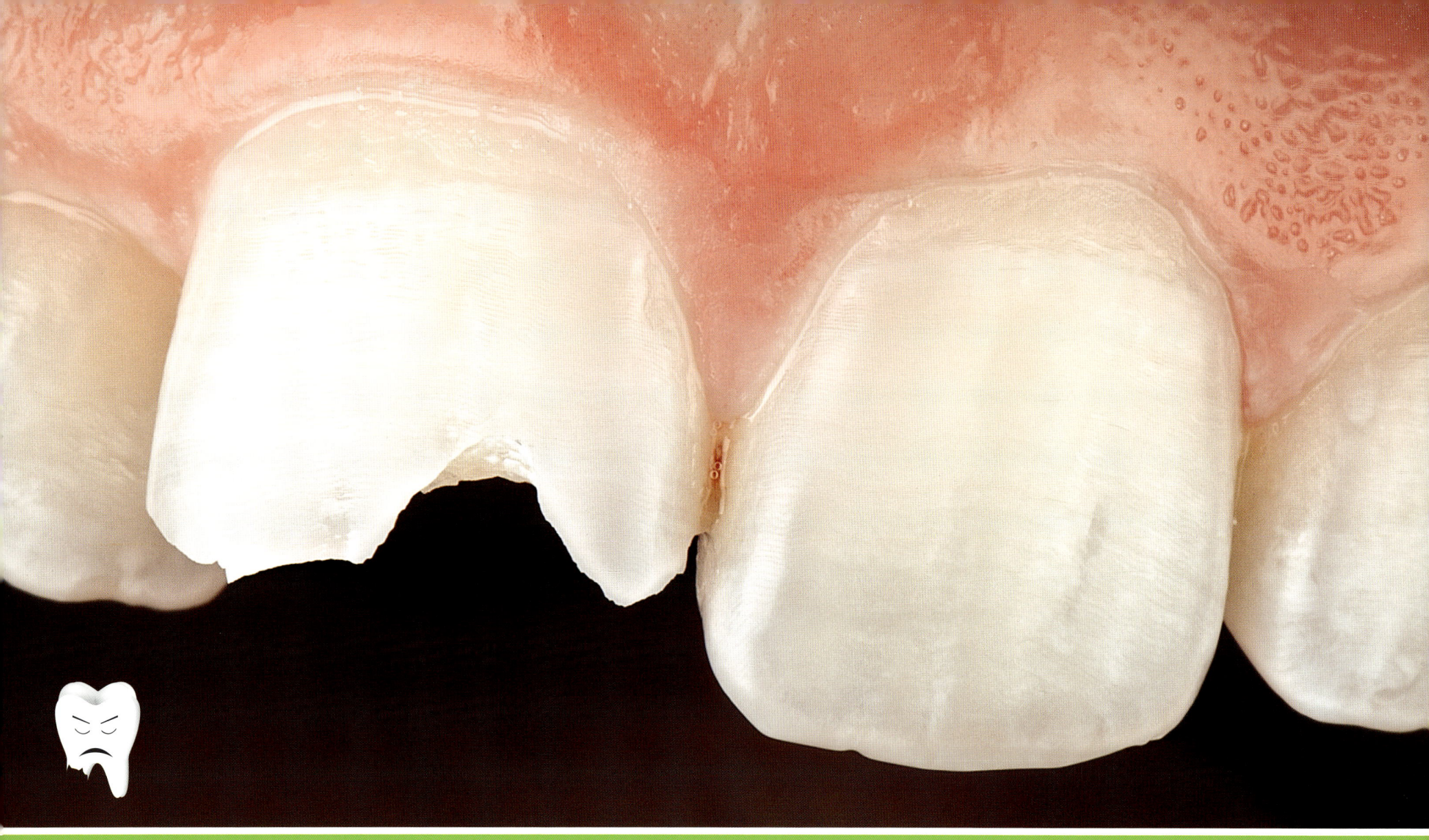

Dieser zehnjährige Junge ist beim Skateboardfahren hingefallen und hat sich seinen Schneidezahn abgebrochen. Autsch, das tut weh, und es ist schade um den schönen Zahn!

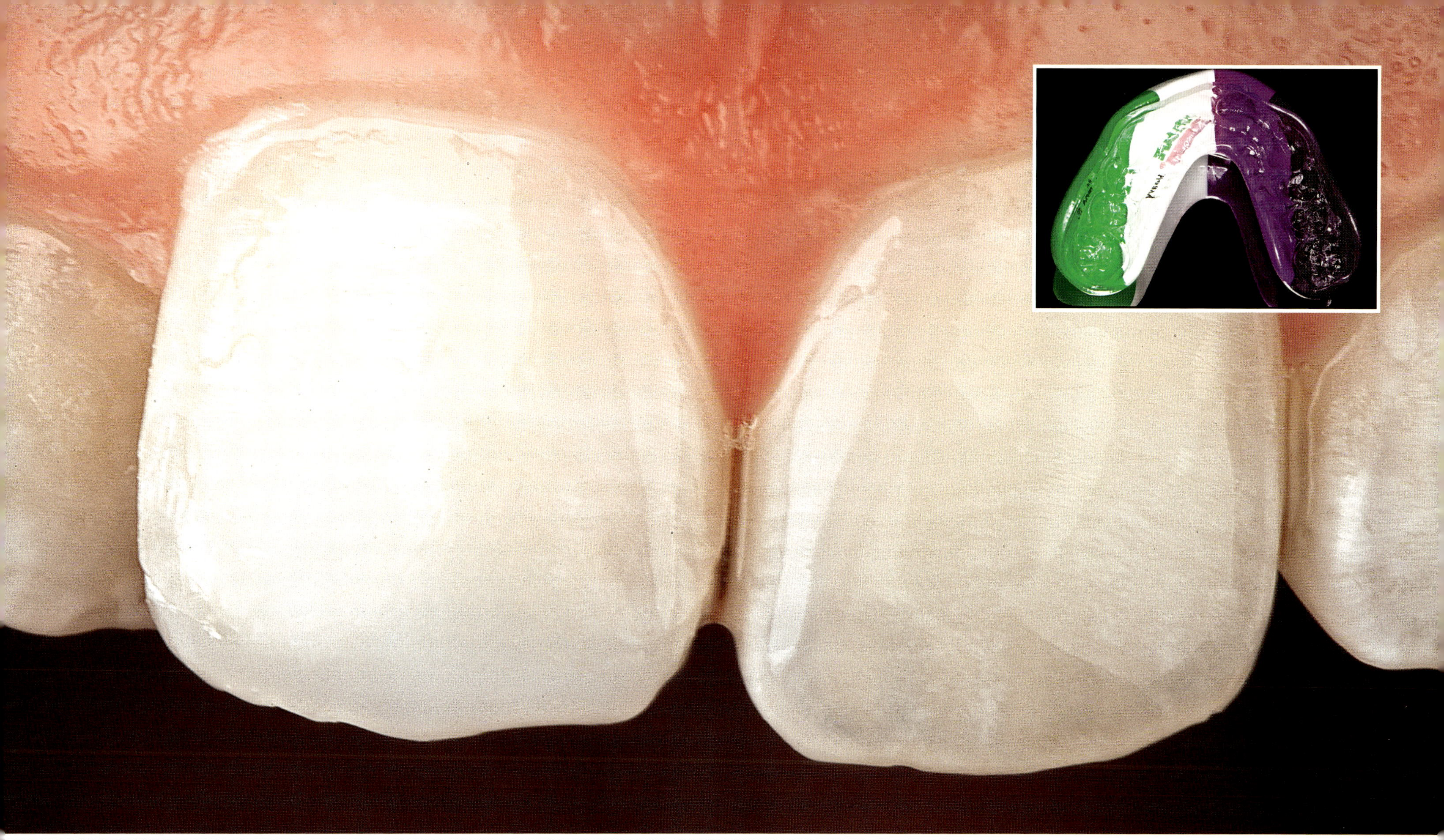

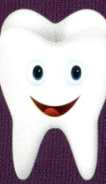

Zum Glück konnte dieser Zahn mit zahnfarbigem Material repariert werden. Wenn du Sport machst, solltest du einen Zahnschutz tragen, um deine Zähne zu schützen. Auch Profisportler tragen einen Zahnschutz!

Deine Zähne

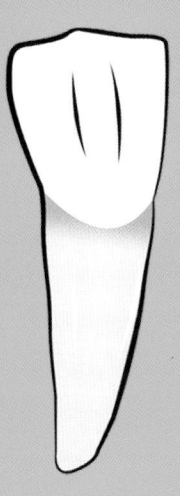

Die *Inzisiven* sind die Schneidezähne ganz vorn im Ober- und Unterkiefer. Ihre Kronen sind wie Messer geformt und können die Nahrung zerschneiden, zum Beispiel, wenn du in einen Apfel beißt.

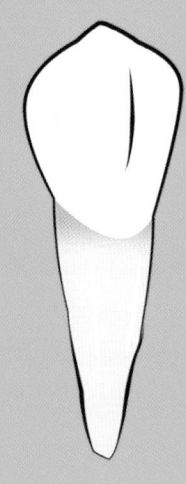

Neben den Schneidezähnen stehen die *Eckzähne*. Mit ihren scharfen Spitzen kann man die Nahrung prima festhalten und abreißen, wie zum Beispiel, wenn du von einem Butterbrot abbeißt.

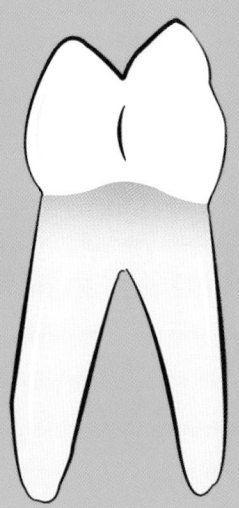

Die *Prämolaren* sind die Zähne zwischen den Eckzähnen und den Molaren. Sie haben zwei Höcker und können die Nahrung zerquetschen, zum Beispiel, wenn du ein Stück Pizza kaust.

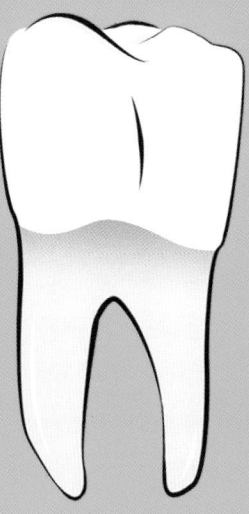

Die *Molaren* sind in beiden Kiefern die hintersten Zähne. Sie haben vier Höcker oder noch mehr und zermahlen die Nahrung in kleine Stücke, wie zum Beispiel, wenn du einen dicken Keks zerkaust.

Zahn-durchbruchs-tabelle

Diese Tabelle zeigt Ihnen die Reihenfolge des Zahndurchbruchs und das jeweilige Alter, in dem die einzelnen Zähne durchbrechen. Die Milchzähne sind in Gelb, die bleibenden Zähne in Weiß dargestellt.

Alter	Milch-zähne	Bleibende Zähne	Illustration
5 bis 12 Monate	4	0	
8 bis 13 Monate	6	0	
13 bis 19 Monate	12	0	
16 bis 23 Monate	16	0	
2 bis 3,5 Jahre	20	0	
6 bis 7 Jahre	20	4	
6 bis 8 Jahre	16	8	

Alter	Milch-zähne	Bleibende Zähne	Illustration
7 bis 9 Jahre	12	12	
9 bis 11 Jahre	8	16	
10 bis 12 Jahre	4	20	
11 bis 12 Jahre	0	24	
12 bis 13 Jahre	0	28	
17 bis 22 Jahre	0	32	

Der Zahn wurde mit einem zahnfarbenen Material repariert. Kinder sollten immer einen Zahnschutz tragen, wenn sie Sport treiben. Ein Sportunfall kann ein schönes Lächeln für immer verderben. Lassen Sie es nicht darauf ankommen! Auch professionelle Sportler tragen einen Zahnschutz.

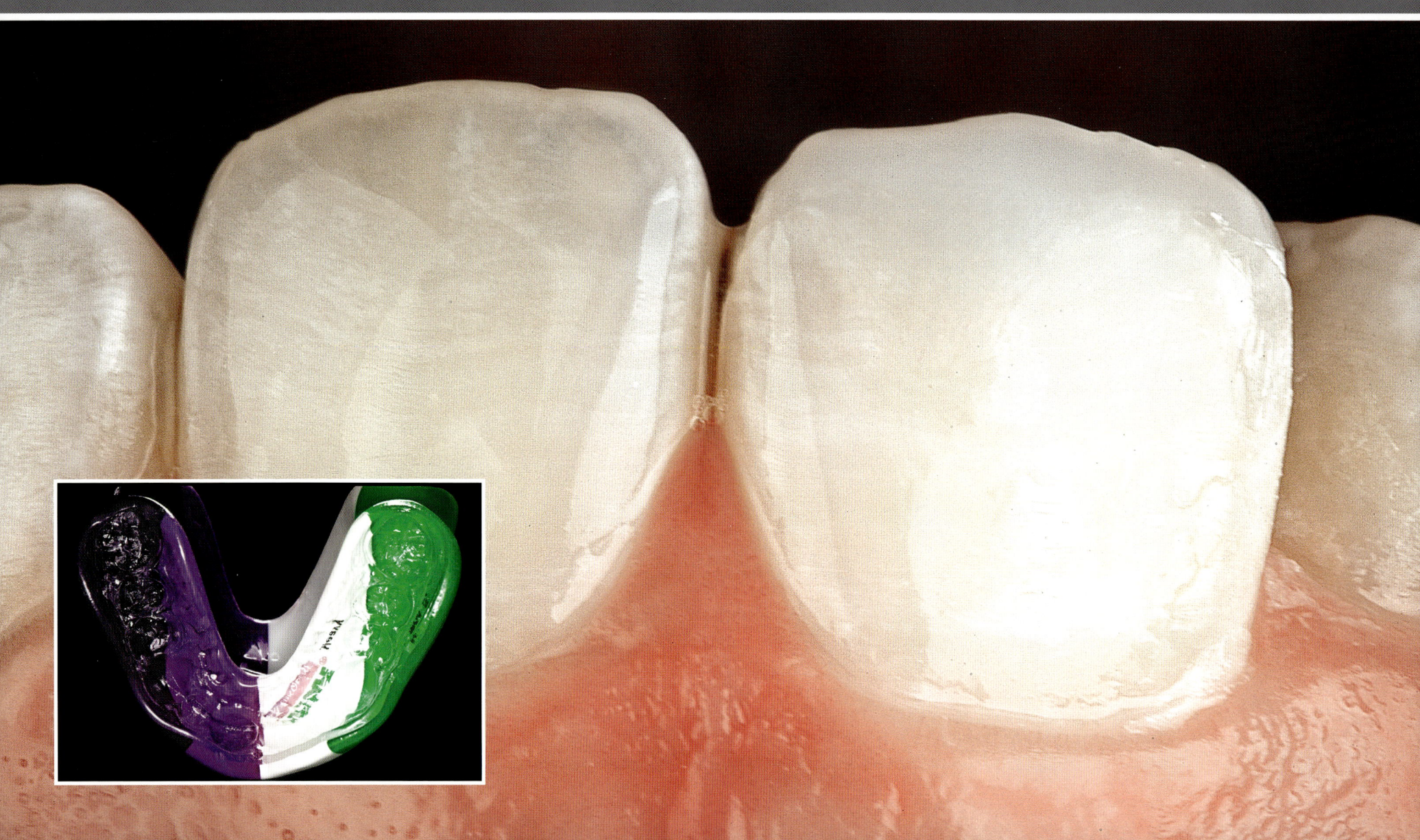

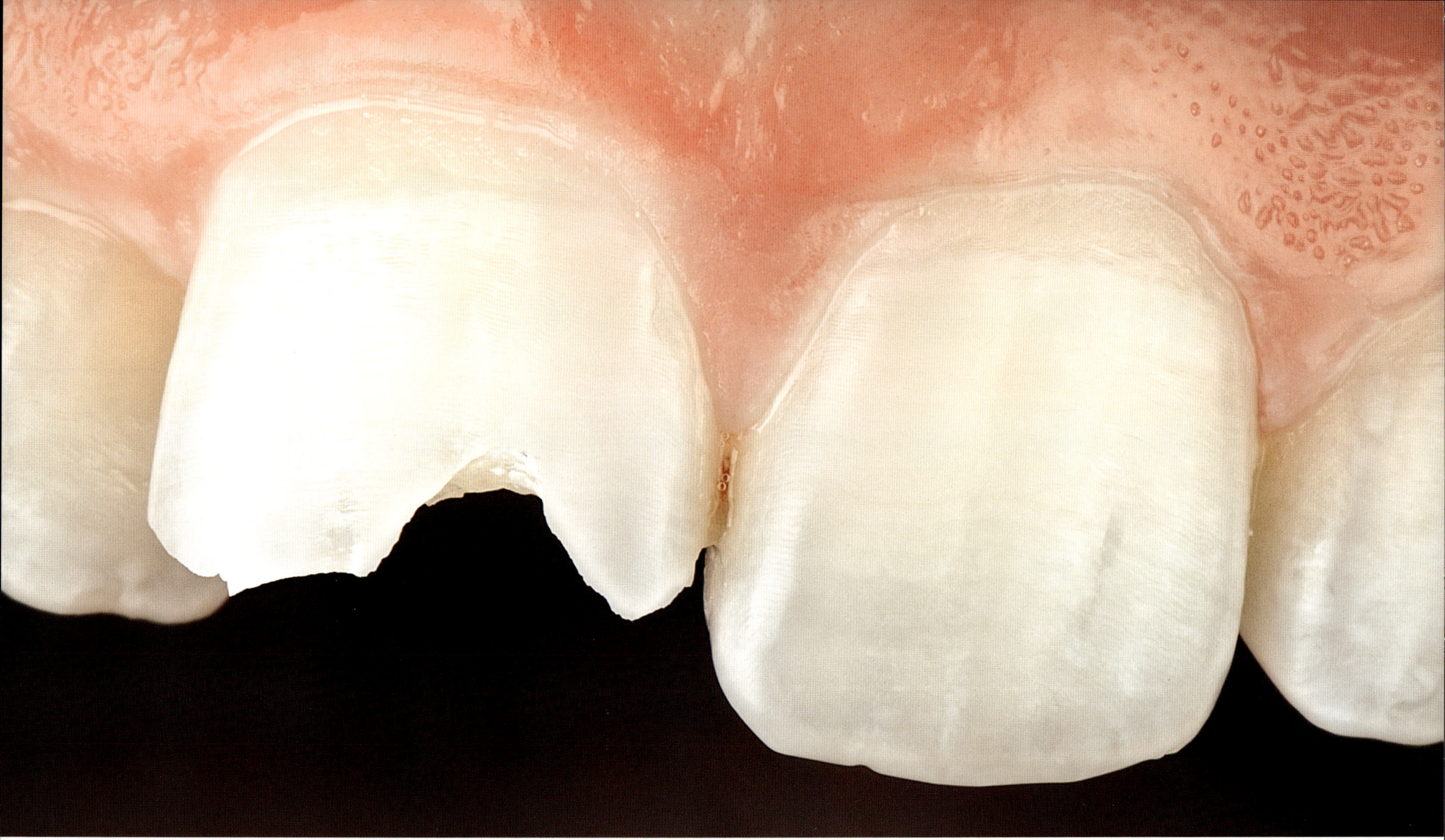

Sportunfälle können Zähne stark zerstören. Diese zehnjährige Patientin ist beim Skateboardfahren gestürzt und hat sich einen Schneidezahn abgebrochen.

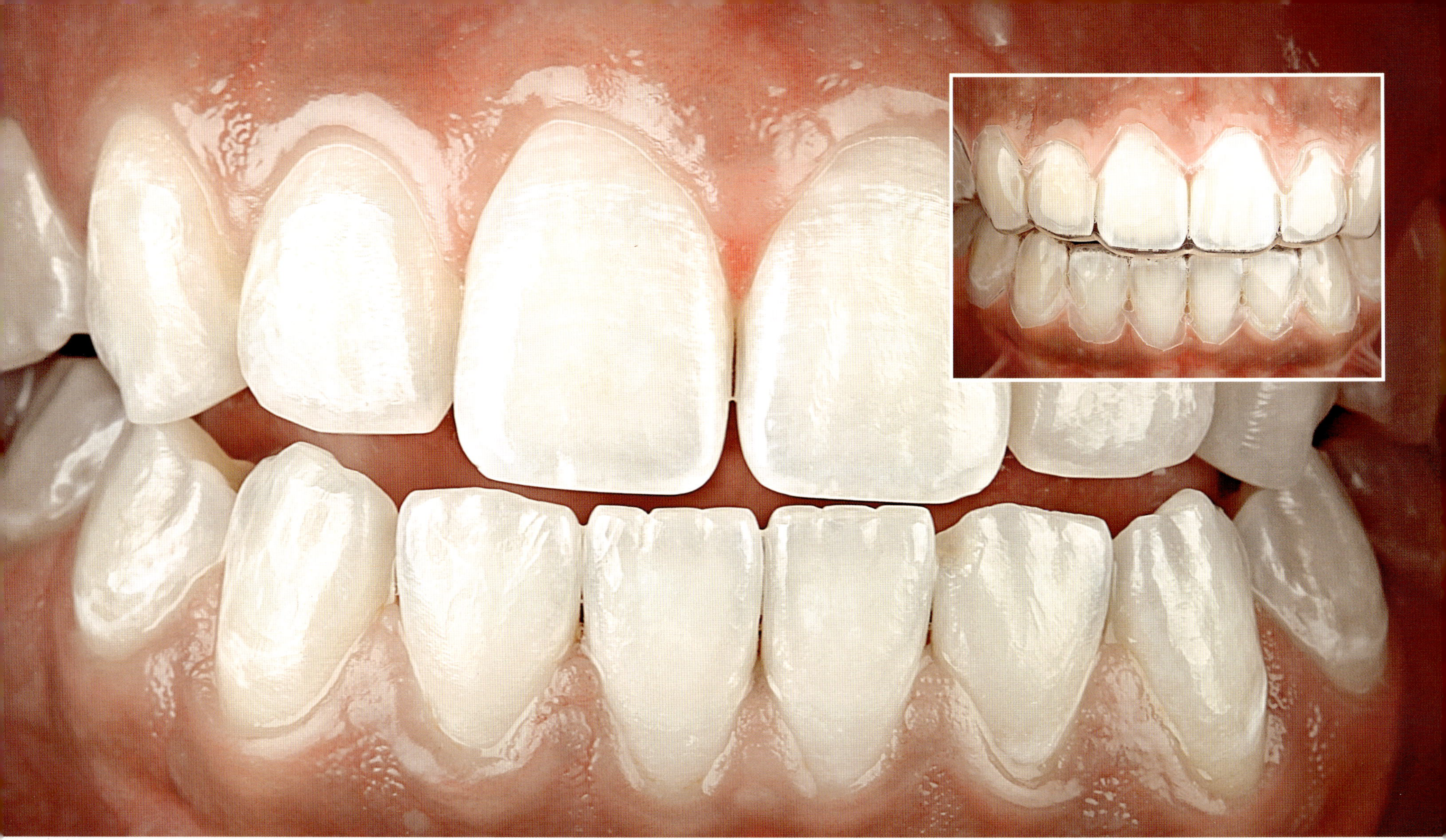

Manchmal bleibt überschüssiger Bracketkleber nach dem Entfernen der Brackets auf den Zähnen zurück und führt zu Verfärbungen. Eine professionelle Reinigung in der Zahnarztpraxis kann den verbliebenen Zement beseitigen und allen Zähnen eine gleichmäßige Farbe zurückgeben. Anschließend sollten die Zähne mit einem Fluoridpräparat behandelt werden, das die Widerstandsfähigkeit des Zahnschmelzes wiederherstellt.

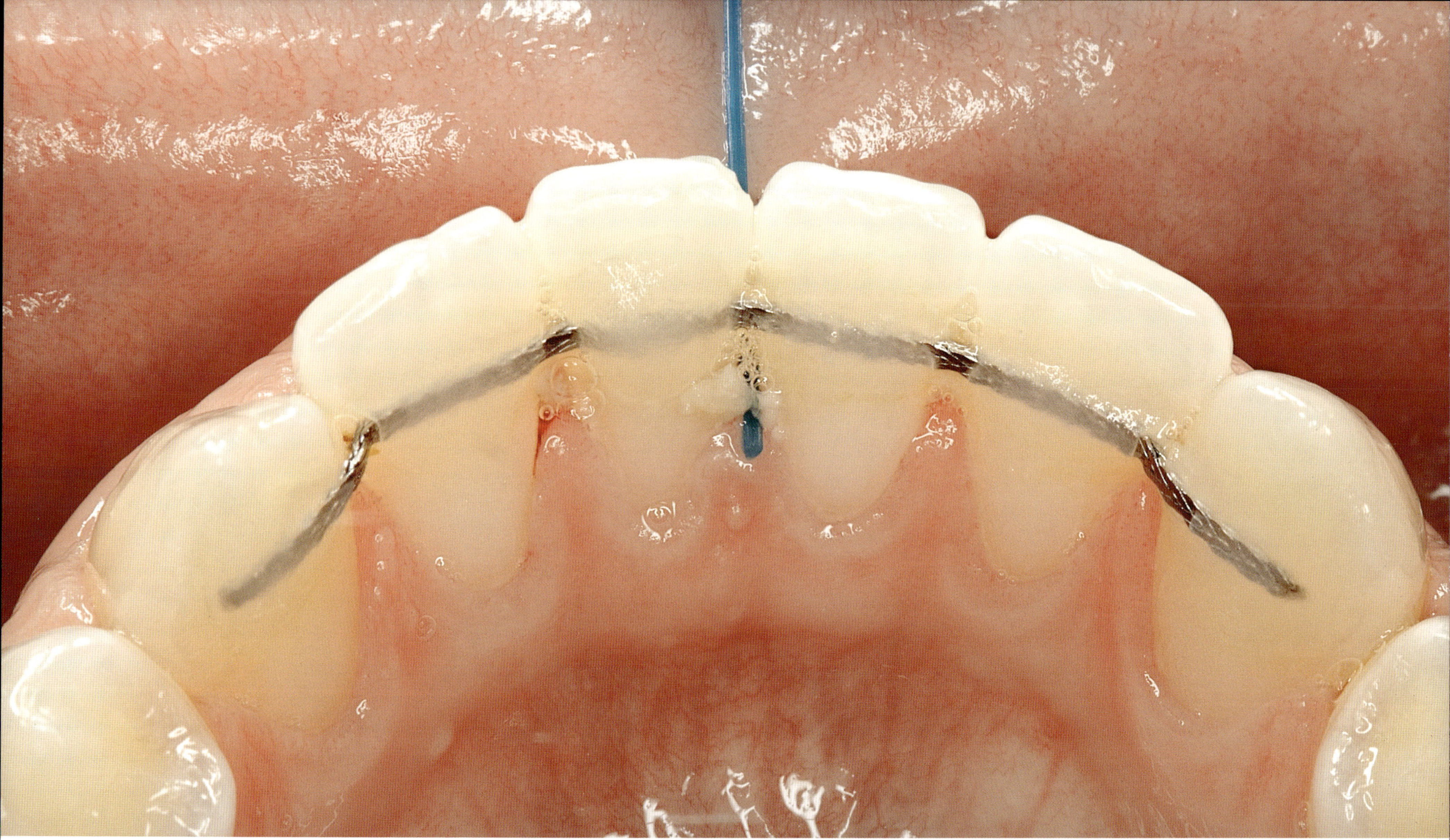

Wenn Brackets nach einer kieferorthopädischen Behandlung wieder entfernt werden, kann ein Draht an die Zähne geklebt werden, der ihre neue Position langfristig stabilisiert. Um rings um diesen „Retainer" reinigen zu können, empfiehlt sich die Verwendung von Zwischenraumbürstchen oder eines Einfädlers für Zahnseide. Wenn sich Plaque um den Draht ablagert, kann sich daraus nach einiger Zeit eine harte, weiße Substanz (sogenannter *Zahnstein*) formen, der Gingivitis und Parodontitis verursachen kann.

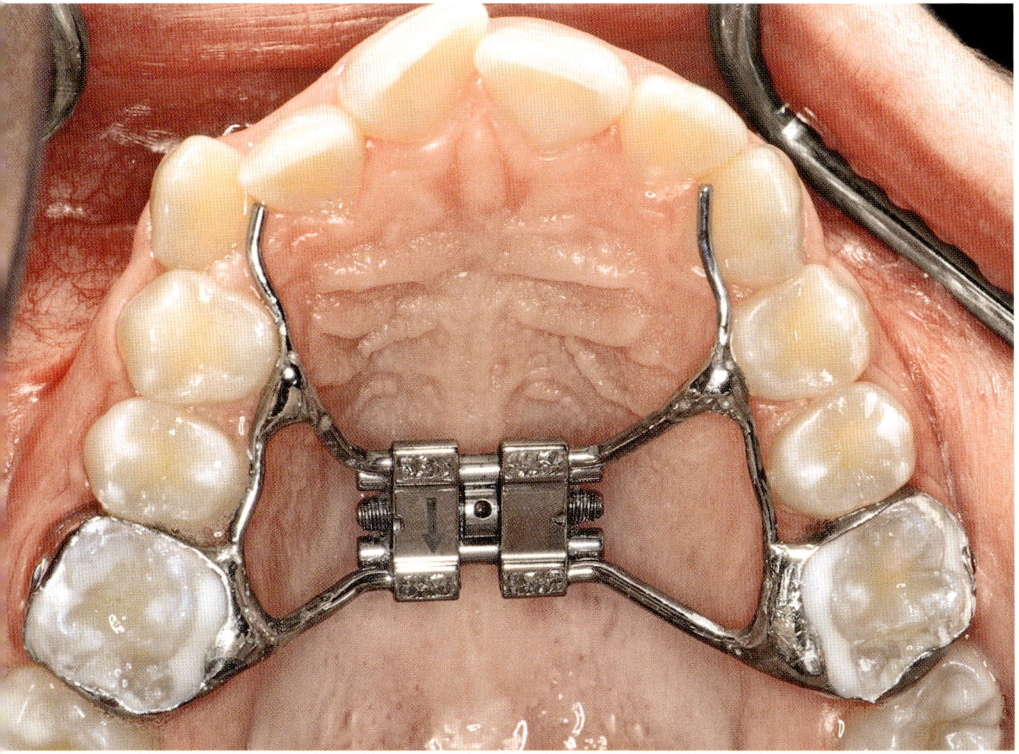

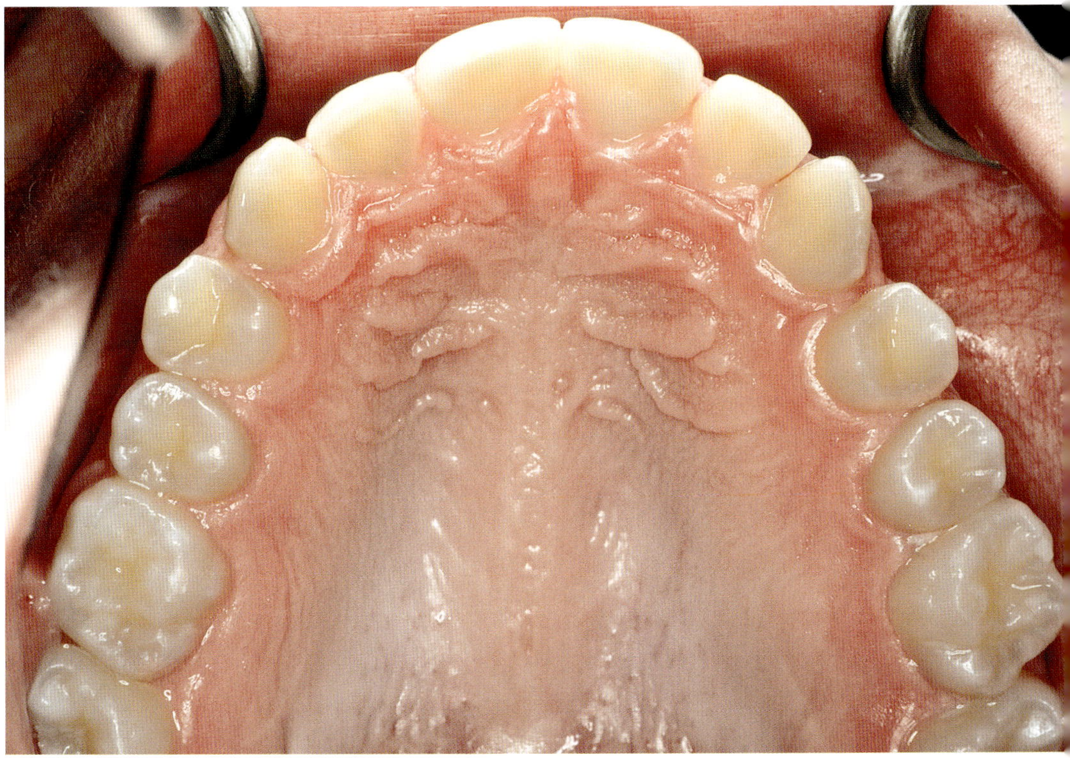

Oft genügt ein kieferorthopädischer Expander, um den nötigen Platz zu schaffen.

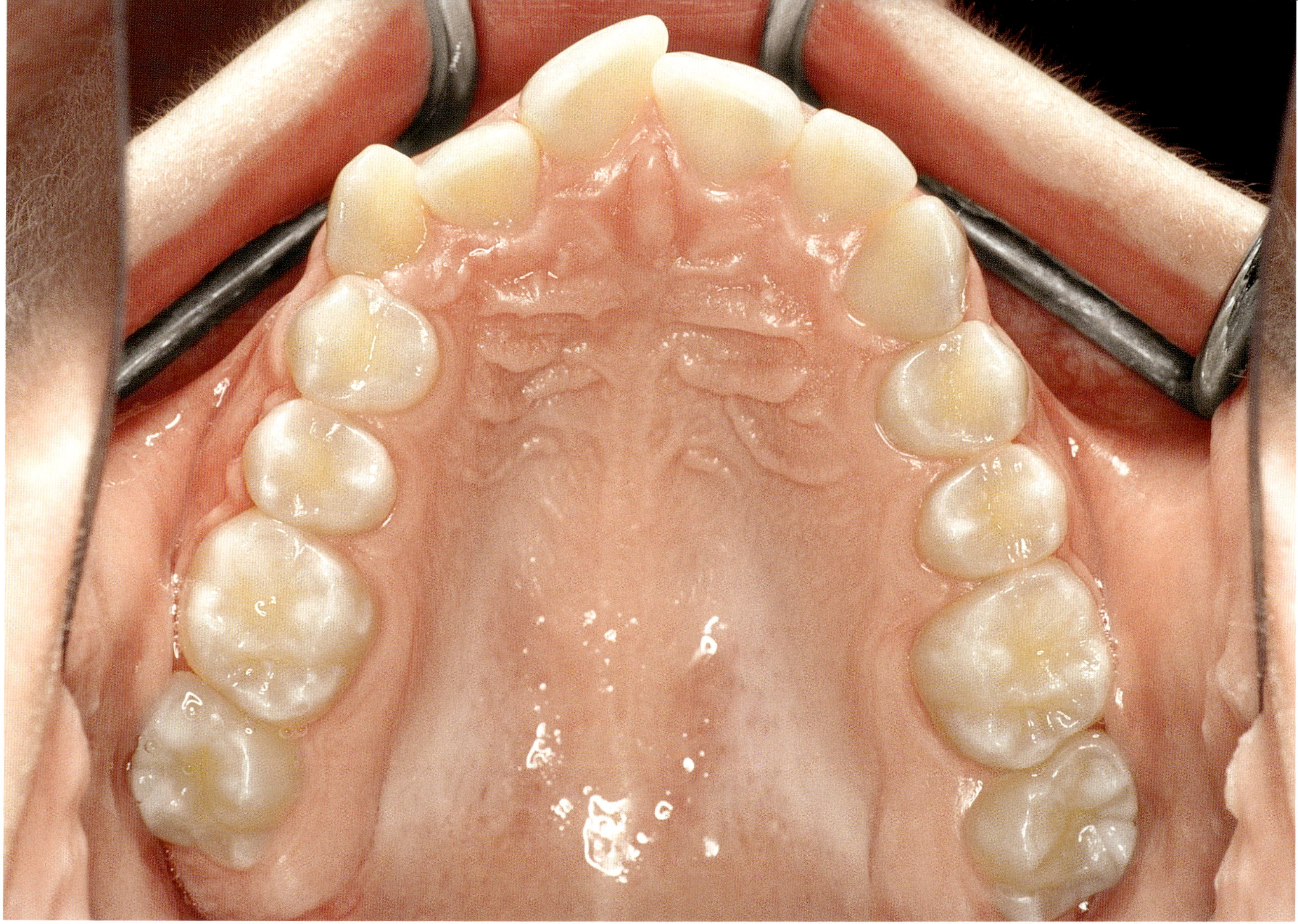

Wenn sich bei Ihrem Kind solche Engstände bilden, ist es wichtig, möglichst rasch einen Zahnarzt oder Kieferorthopäden aufzusuchen.

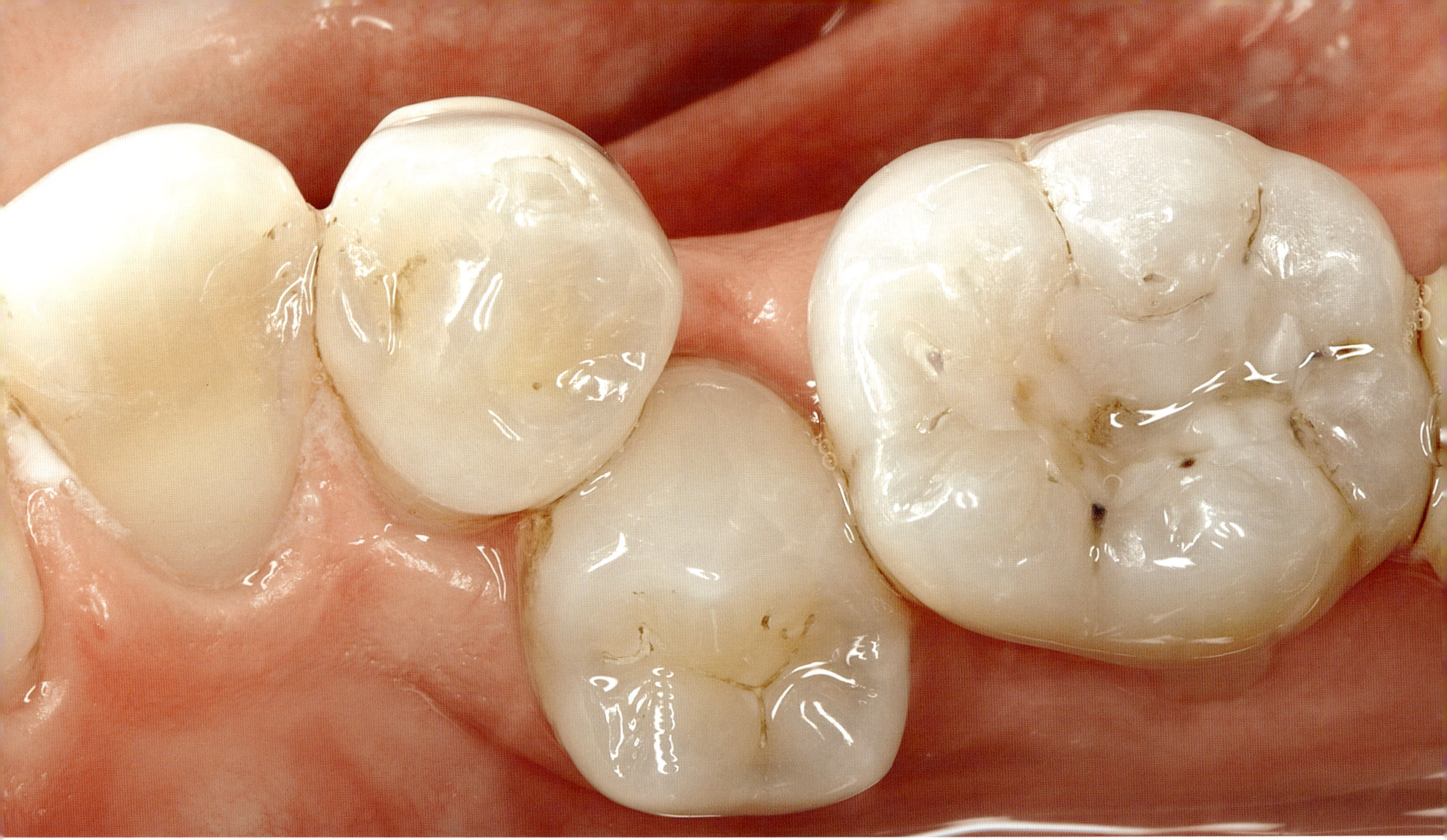

Diese junge Patientin hatte mehrere Milchzähne früh durch Karies verloren. Die Nachbarzähne waren in die Lücken gewandert, sodass nicht mehr genug Platz für die bleibenden Zähne vorhanden war.

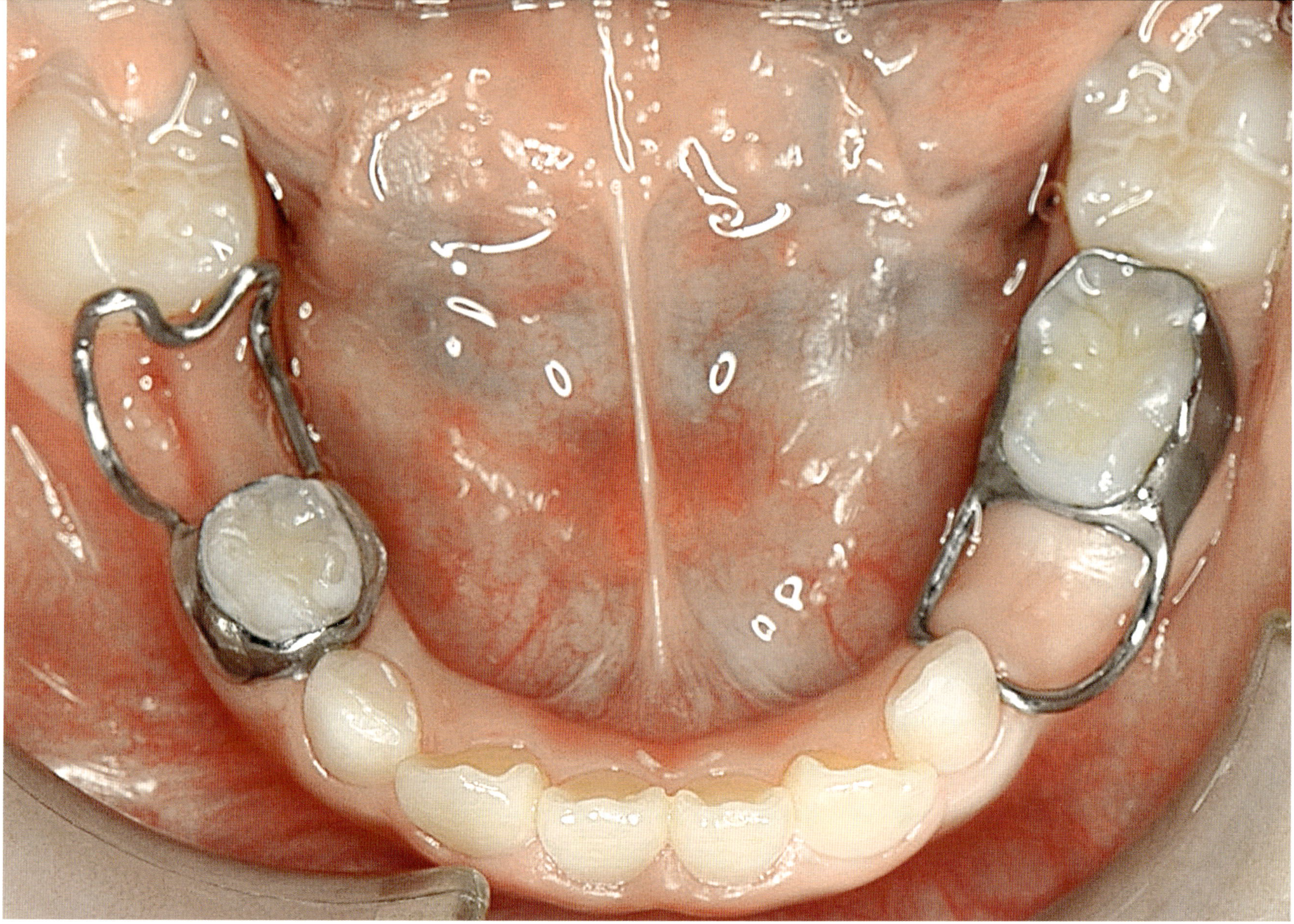

Milchzähne fungieren als Platzhalter für die bleibenden Zähne. Wenn ein Milchzahn zu früh verloren geht, muss die entstandene Lücke erhalten werden, bis der bleibende Zahn durchgebrochen ist. Um die Lücke offenzuhalten, kann ein spezieller Lückenhalter verwendet werden.

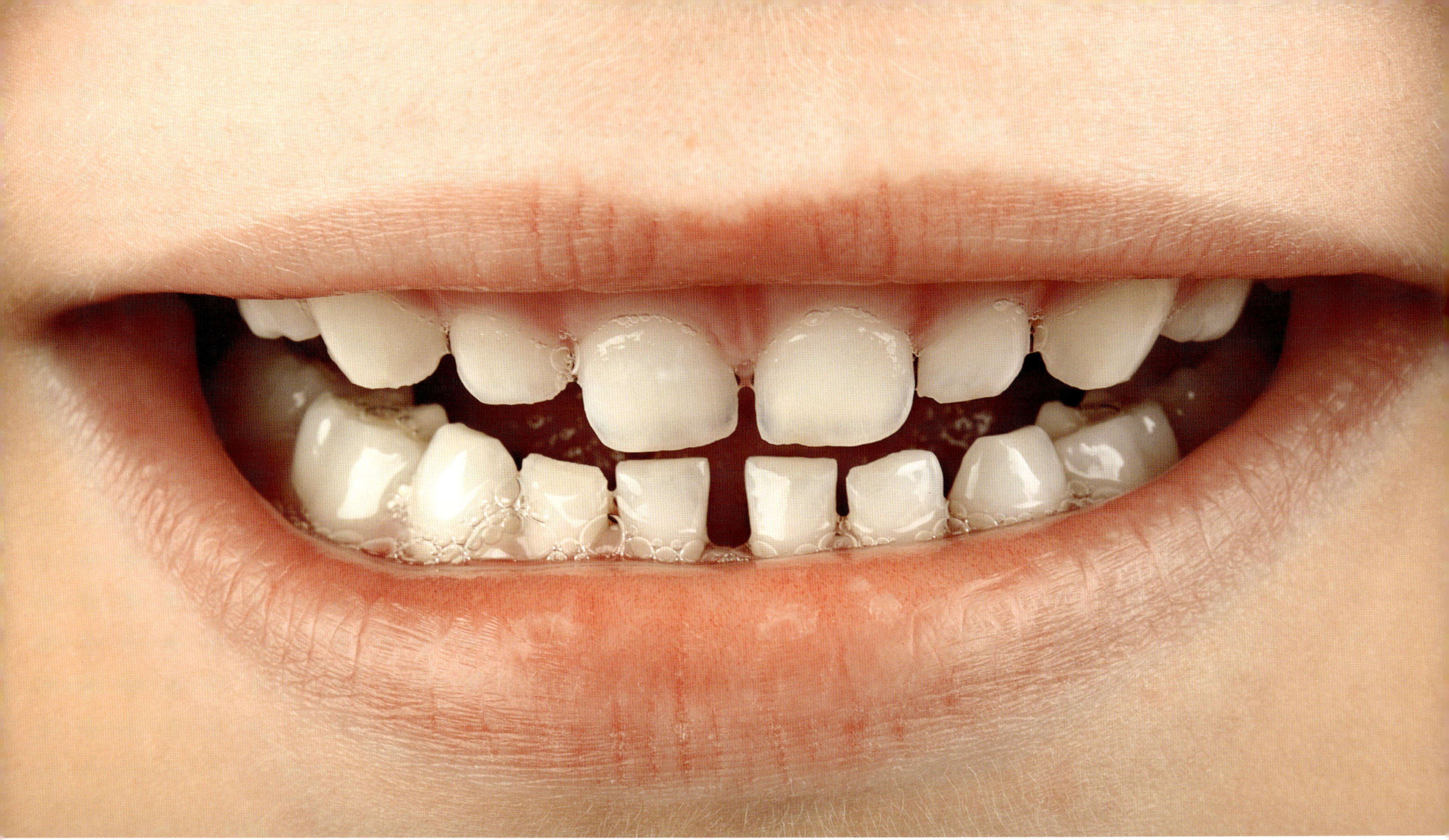

Die Eltern dieses Fünfjährigen waren besorgt, weil sich seine Zahnzwischenräume vergrößert hatten. Diese Verbreiterung ist normal und gut, denn sie schafft Platz für die nachrückenden Zähne, die größer als die Milchzähne sind.

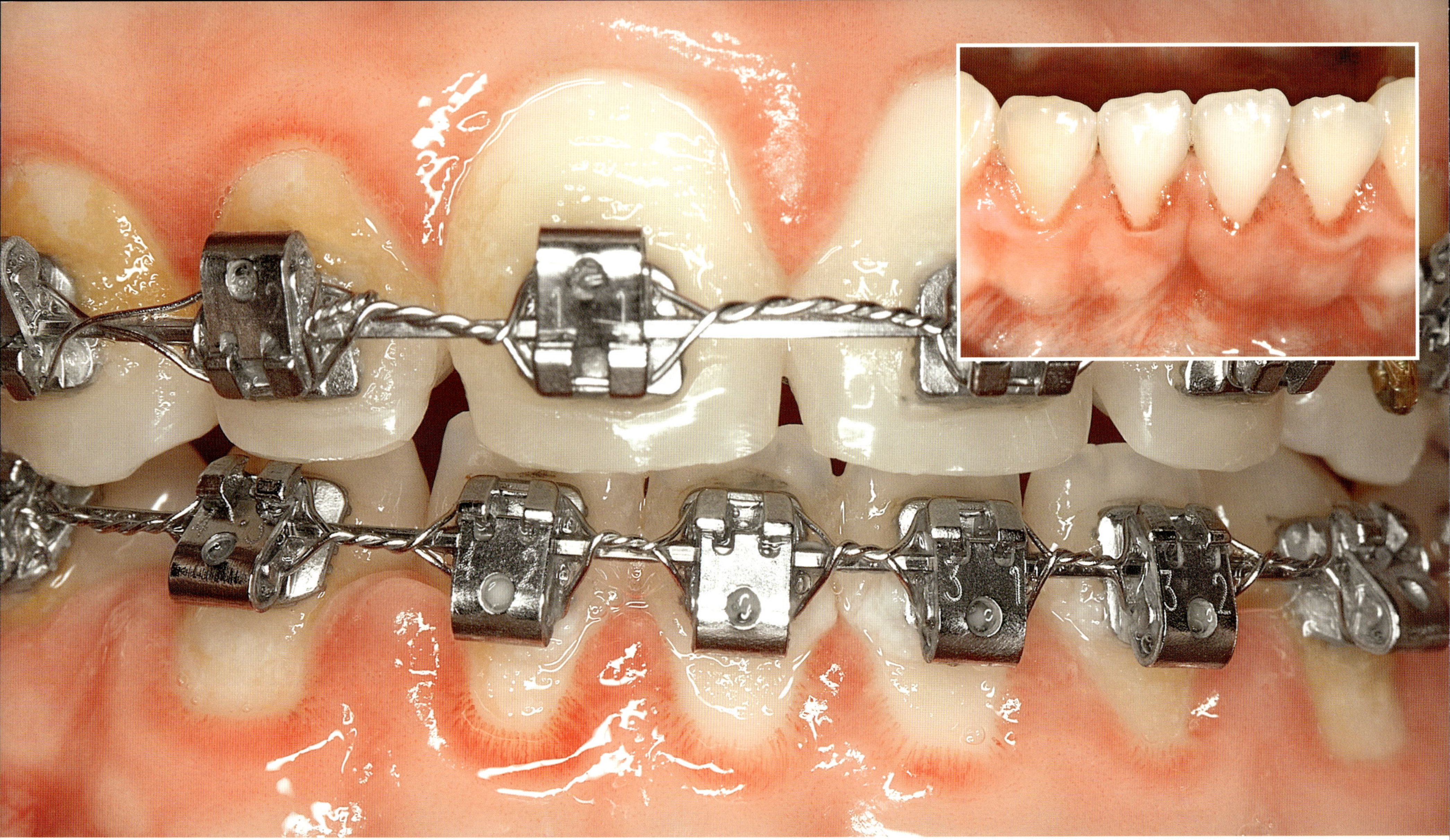

Ein wichtiger Teil der Mundreinigung besteht darin, das Zahnfleisch zu bürsten. Dieser Junge reinigt Zähne und Zahnfleisch zu selten. Die angesammelte Plaque hat eine Entzündung des Zahnfleisches, eine sogenannte *Gingivitis*, hervorgerufen. Wenn die Gingivitis weiter voranschreitet, kann sie auf den Knochen unter dem Zahnfleisch übergreifen und ihn zerstören, was dann als *Parodontitis* bezeichnet wird.

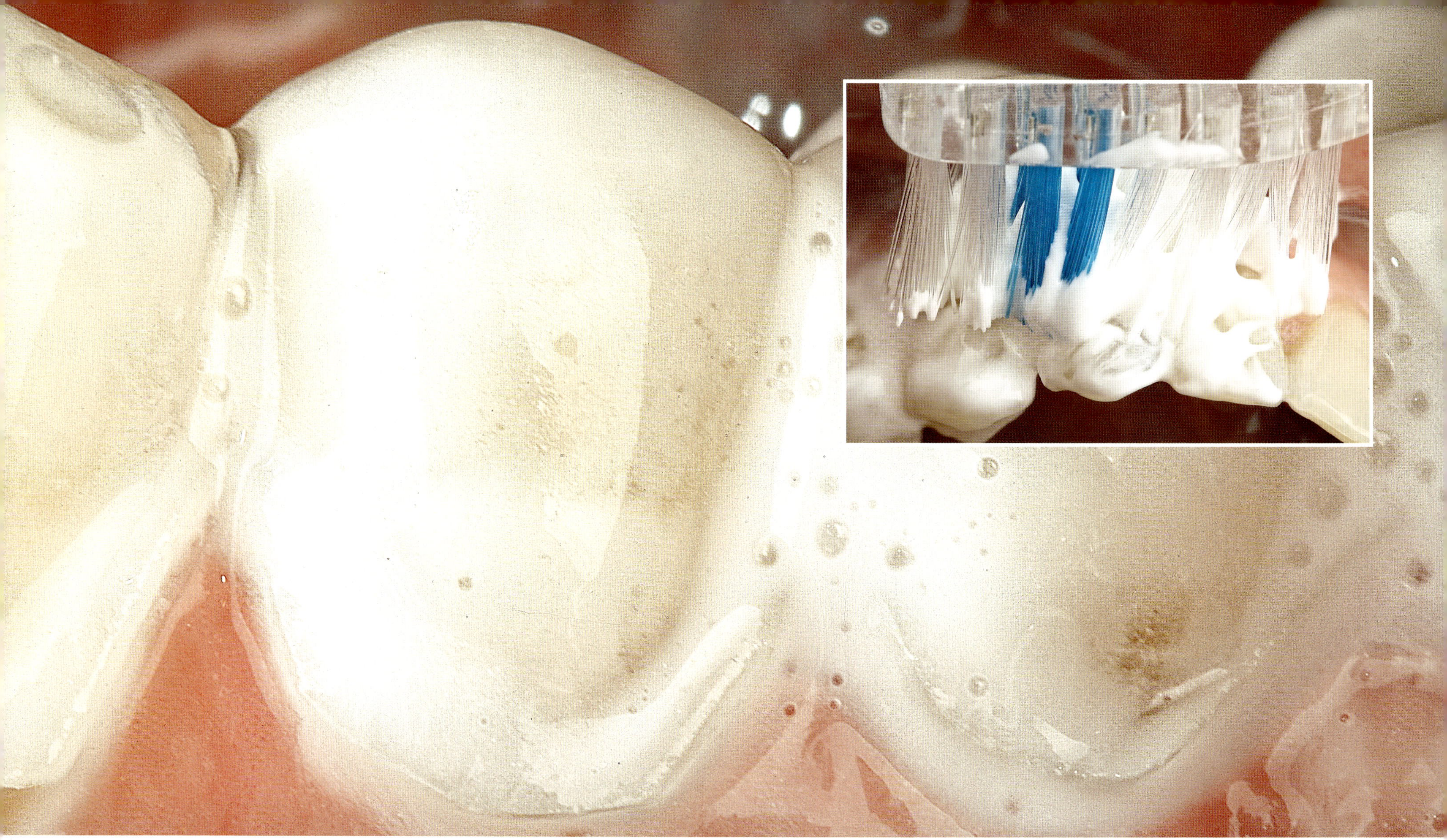

Der Zahn kann wiederhergestellt werden, indem ein Fluoridlack oder Fluoridgel eingebürstet wird. Auch eine mit Fluorid gefüllte Schiene kann verwendet werden.

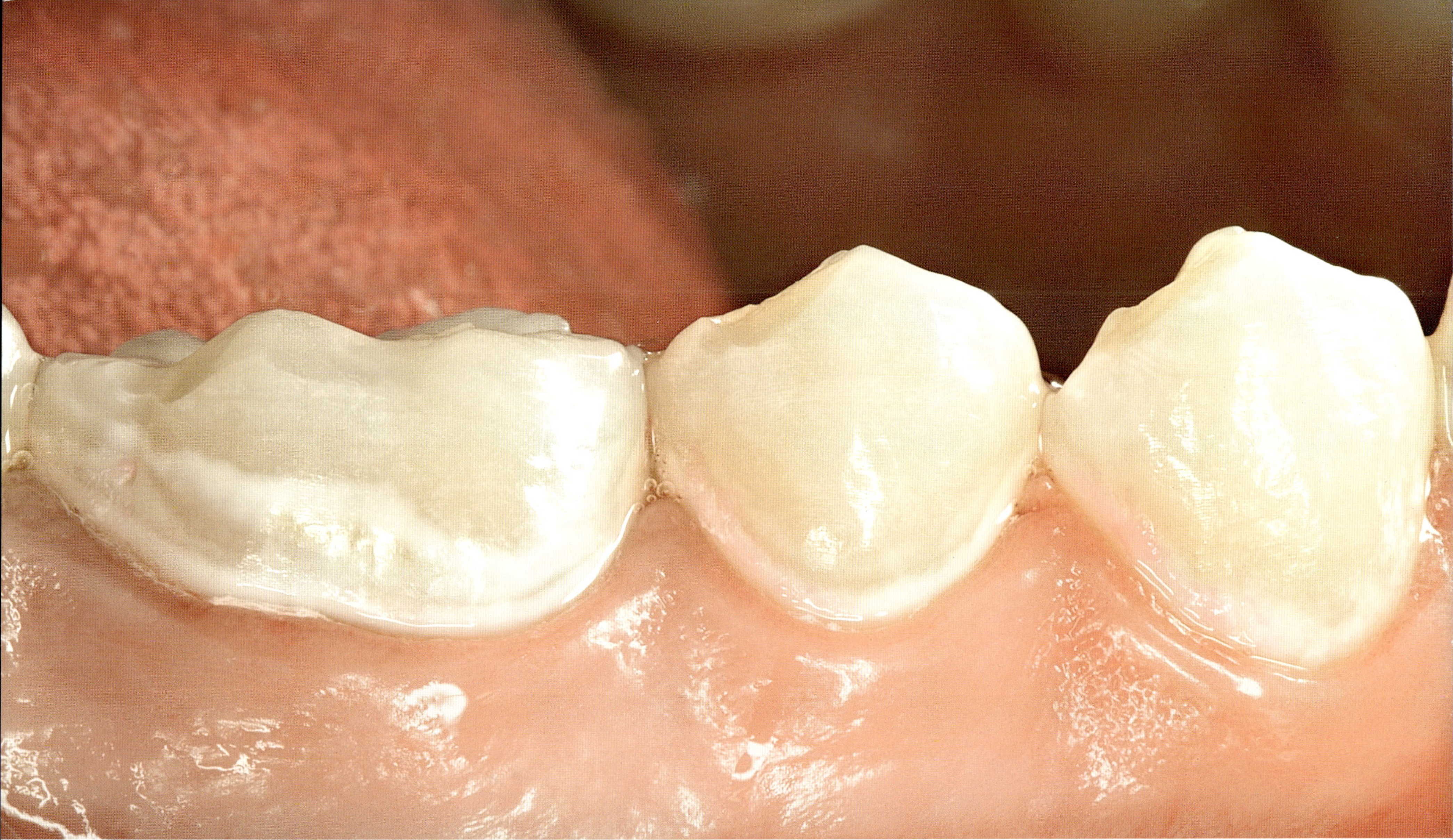

Bei diesem Zwölfjährigen hatten sich an den Backenzähnen aufgrund der dicken Plaqueablagerungen entlang des Zahnfleischrandes demineralisierte Stellen (weiße Flecken) gebildet. Durch gründliches Zähneputzen lässt sich das verhindern.

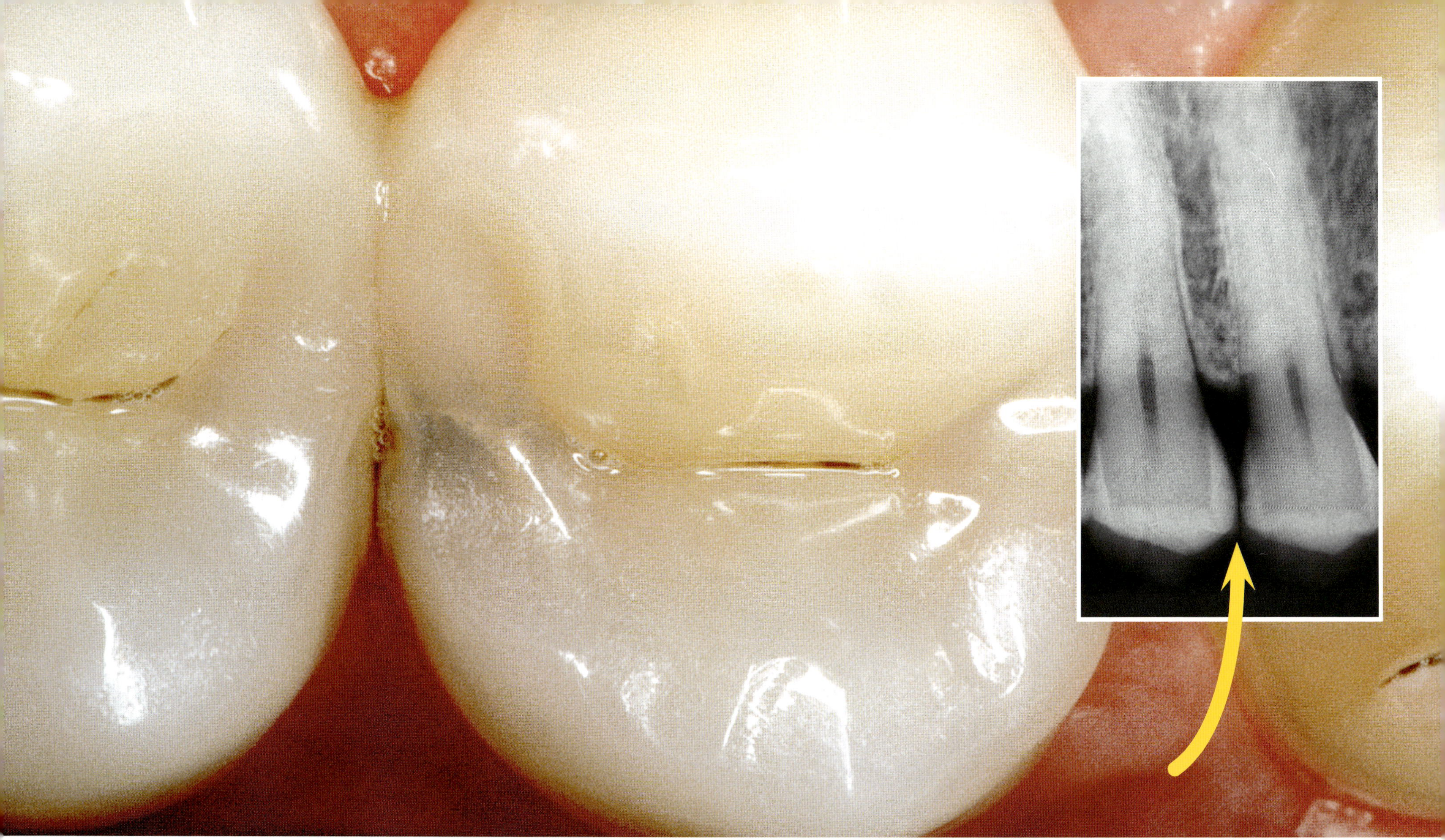

Karies zwischen den Zähnen lässt sich manchmal mit dem bloßen Auge nicht entdecken. Dann muss ein Röntgenbild angefertigt werden, um sie darzustellen. Ein solches Loch kann zwar problemlos mit einer zahnfarbenen Füllung geschlossen werden, aber mit Zahnseide hätte verhindert werden können, dass es überhaupt erst entsteht.

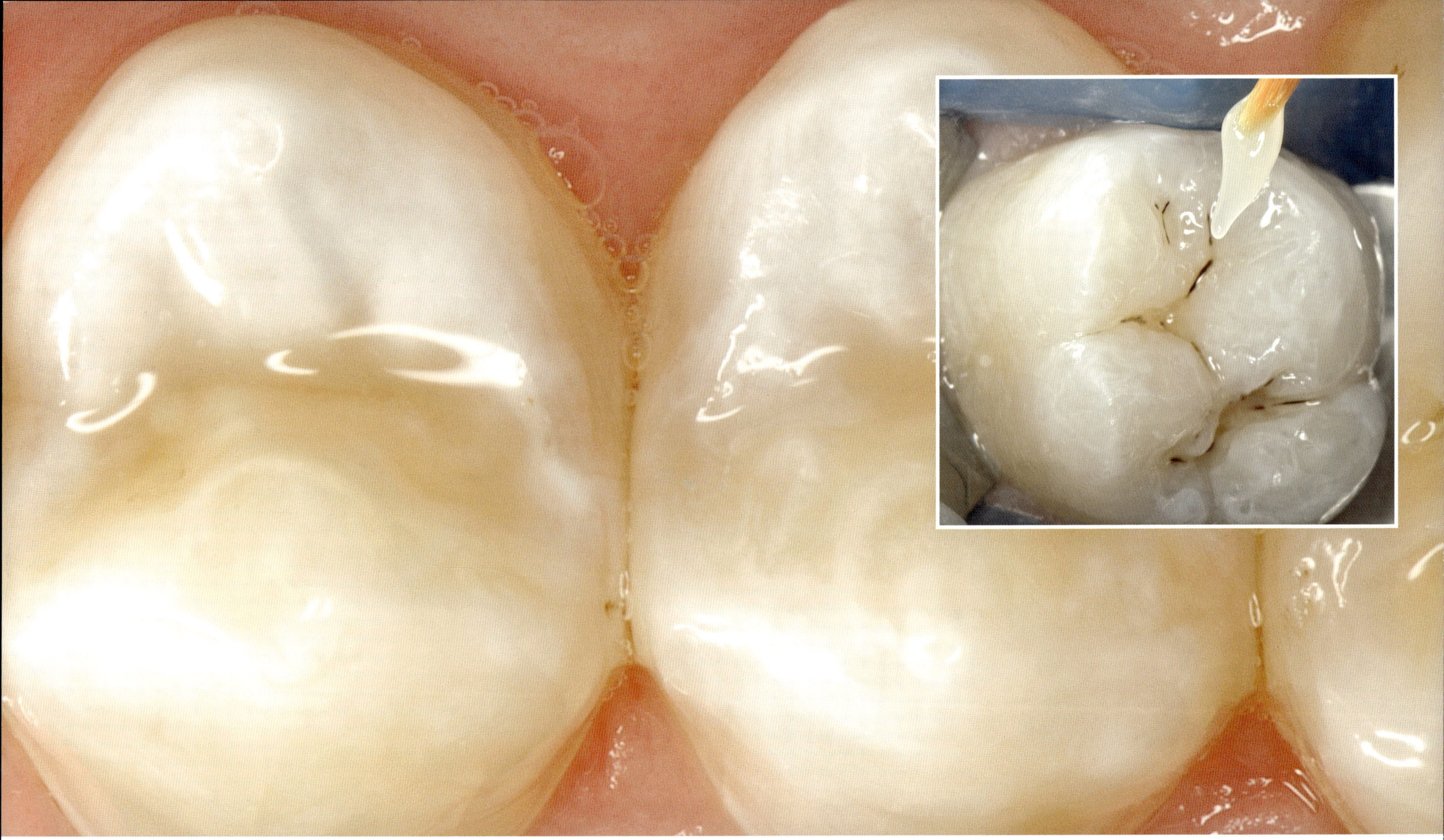

Eine *Fissurenversiegelung* ist eine dünne Kunststoffschicht, die auf die Kaufläche eines Backenzahnes aufgebracht wird. Solche Versiegelungen schützen die Kauflächen vor Karies, indem sie Bakterien und Speisereste aus den Furchen und Rillen (Fissuren) fernhalten. Nicht versiegelte Fissuren bleibender Zähne können sich bräunlich verfärben oder von Karies befallen werden. Der Zahnarzt kann ein wenig von der Oberfläche abtragen, um die Karies zu entfernen, und den Zahn mit einer kleinen, zahnfarbenen Füllung nahezu perfekt wiederherstellen.

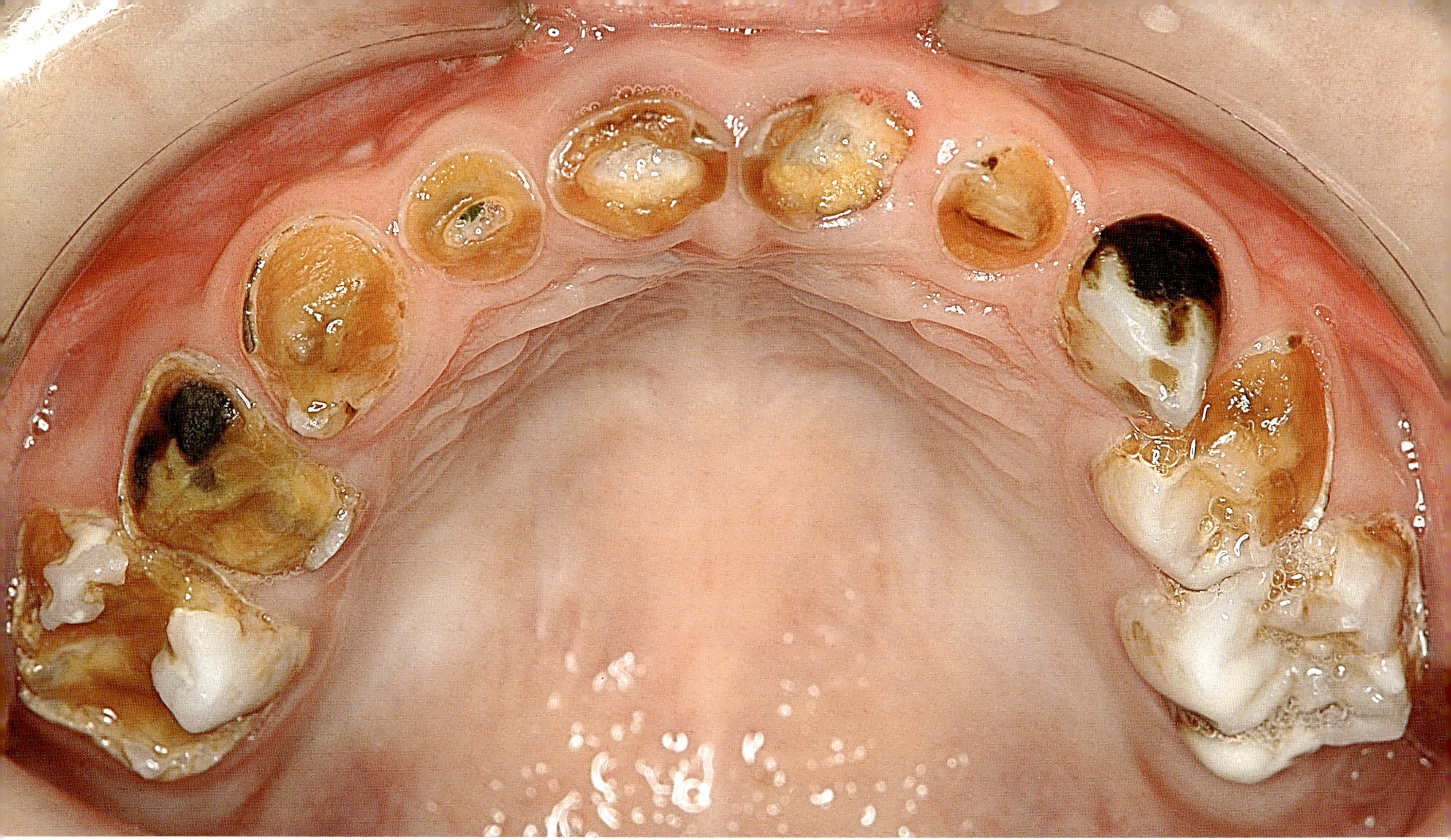

Viele Kinder mögen vor dem Schlafengehen Saft. Bitte sehen Sie sich gut an, welche Folgen das haben kann. Dieser Dreijährige war regelmäßig mit einem Fläschchen Saft zu Bett gegangen.

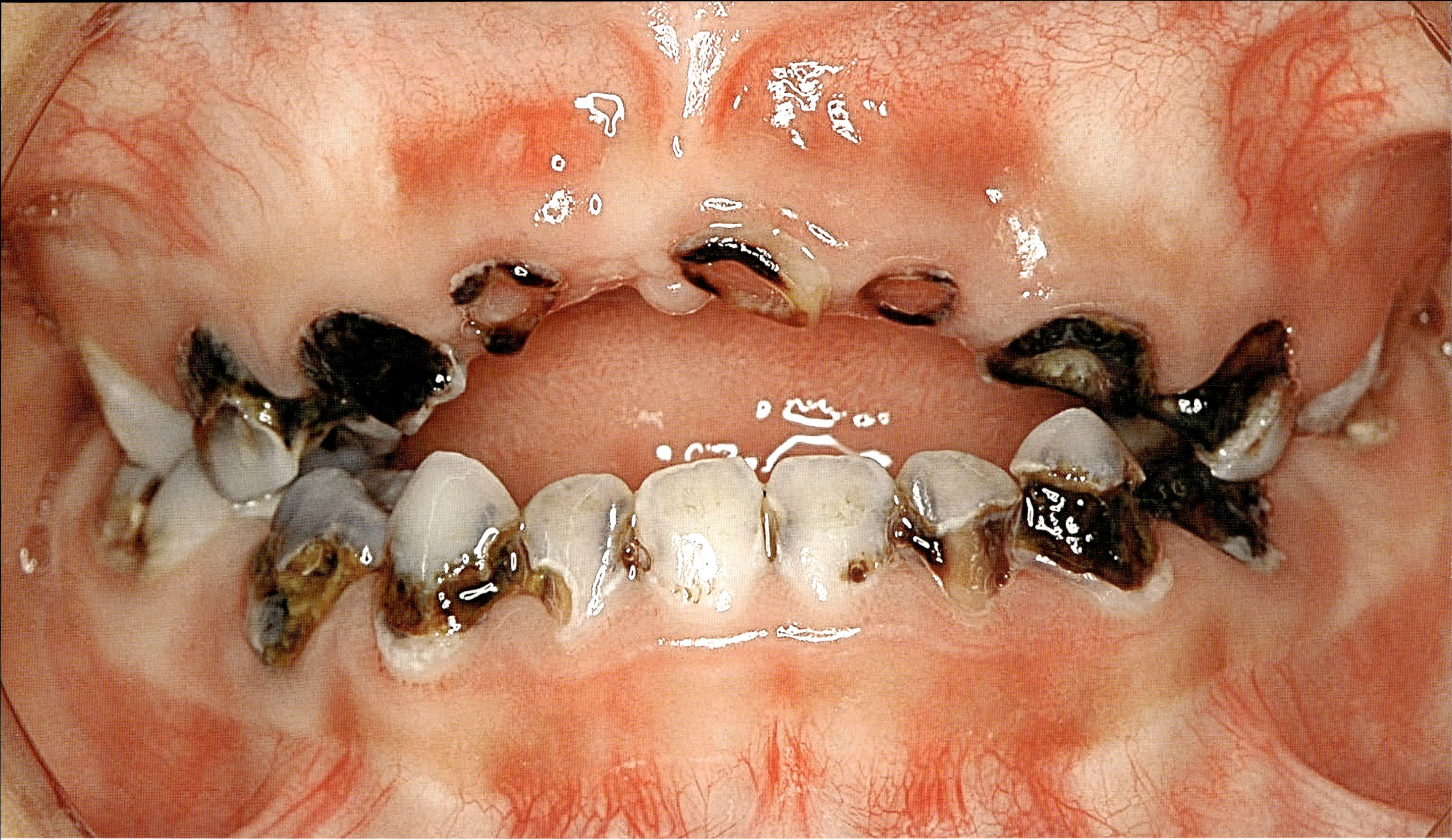

Dieser Fünfjährige litt an schwerer Karies, weil er regelmäßig Bonbons aß und größere Mengen Limonade trank. Die im Mund lebenden Bakterien wandeln den Zucker in Säure um, die den Zahnschmelz aufweichen und zerfressen kann. Je öfter Ihr Kind gezuckerte Speisen und Getränke zu sich nimmt, umso mehr Zeit haben die Bakterien, die Zähne zu zerstören. Achten Sie deshalb darauf, dass Ihr Kind möglichst selten süße Getränke trinkt und vorzugsweise zahnfreundliche zucker- und säurefreie Getränke, wie Wasser, ungesüßten Tee oder zuckerfreie Limonaden, zu sich nimmt.

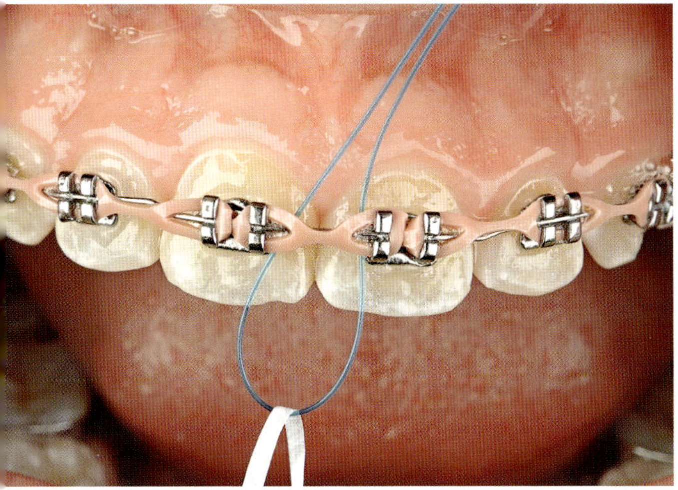

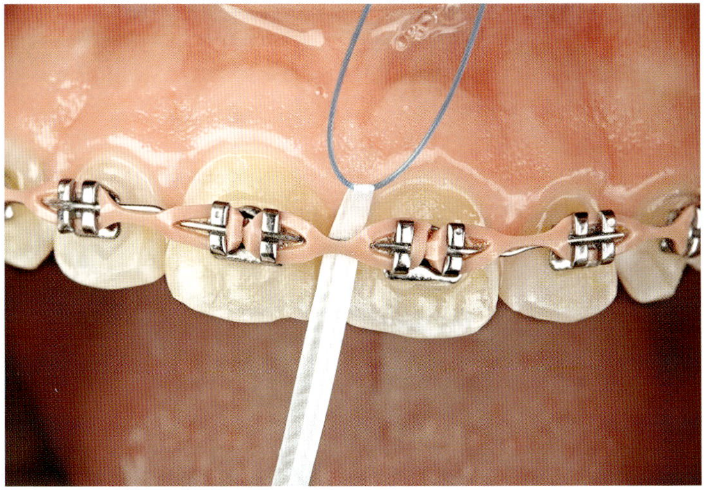

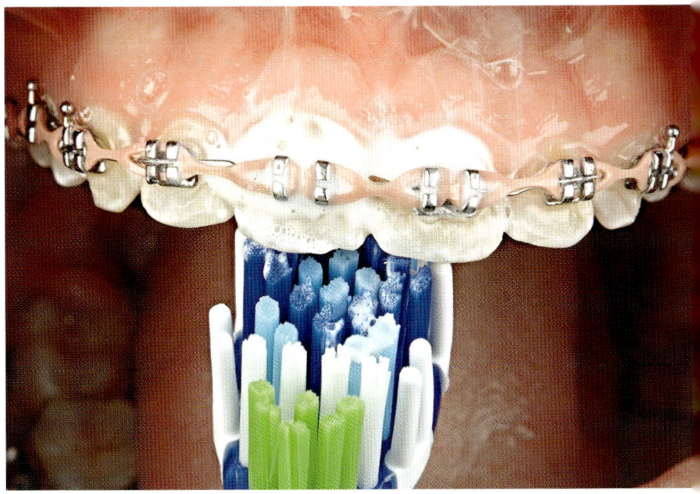

Brackets erschweren die Reinigung der Zahnzwischenräume erheblich. Um die Zahnseide zwischen Spange, Brackets und Zähnen hindurchzuführen, kann ein spezieller Einfädler oder Superfloss verwendet werden. Gehen Sie regelmäßig mit Ihrem Kind zum Zahnarzt (mindestens halbjährlich), um eine gründliche Reinigung und Untersuchung durchführen zu lassen!

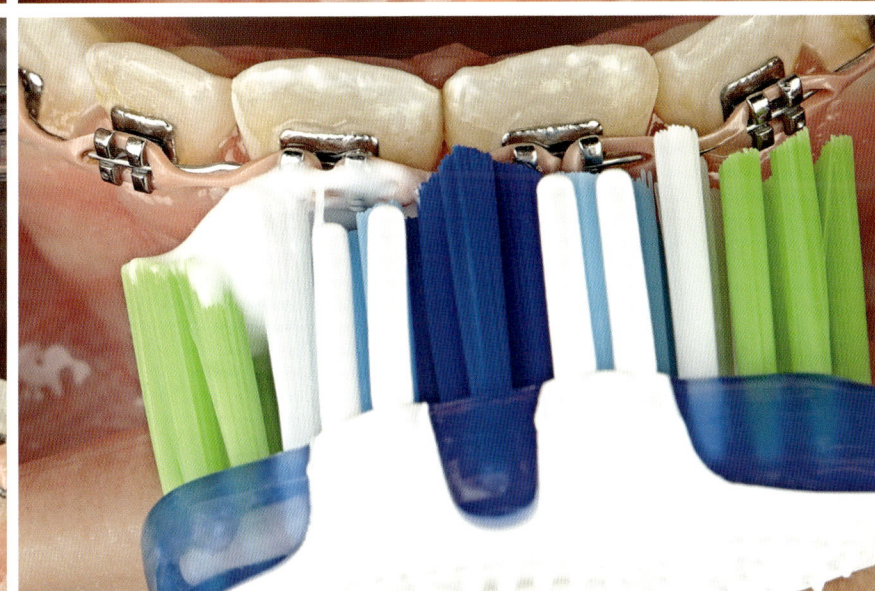

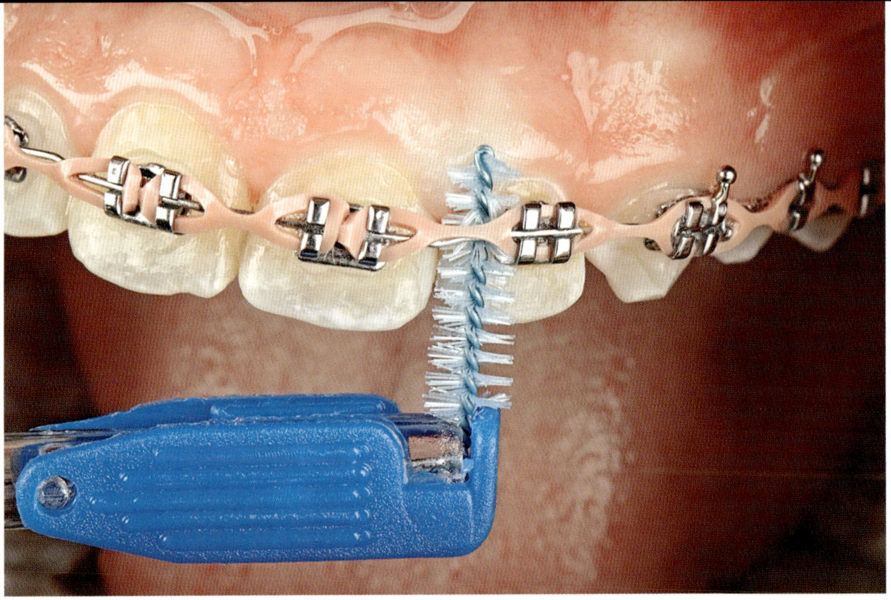

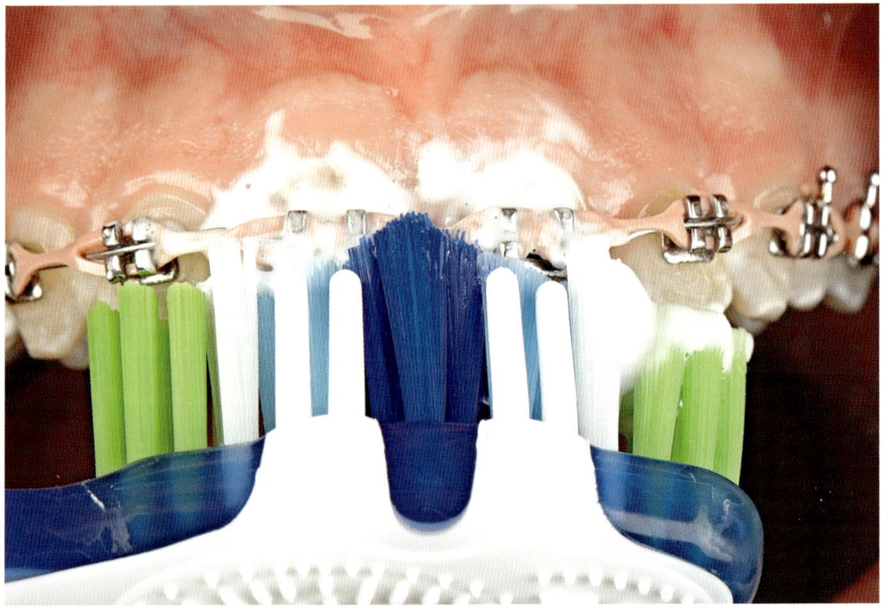

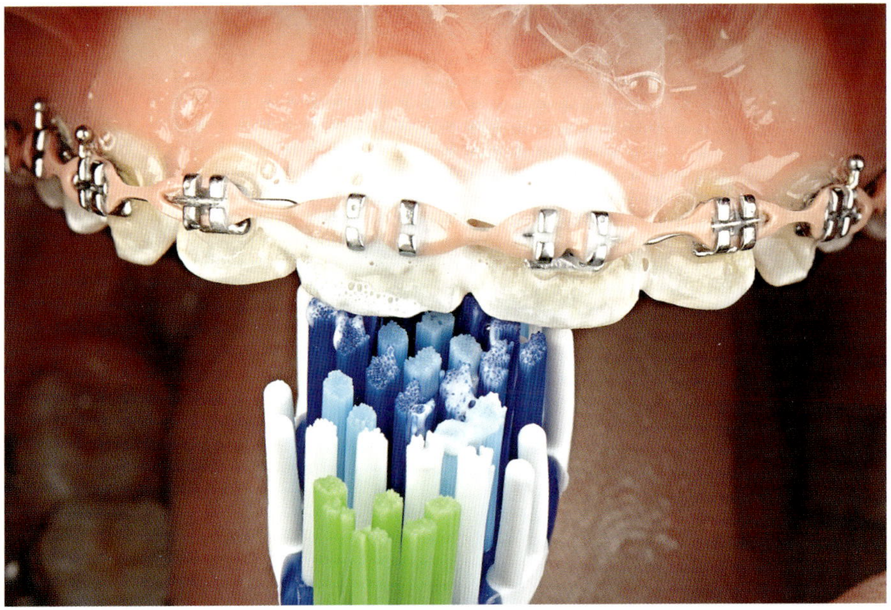

Zähne mit Brackets zu putzen, kann kompliziert sein. Es ist aber ganz besonders wichtig, weil sich um Brackets leicht Karies und Demineralisationen (weiße Flecken) entwickeln. Anstatt alle Zähne gleichzeitig zu bearbeiten, sollte Ihr Kind die Zähne nacheinander in kleinen Gruppen putzen, damit kein Zahn ausgelassen wird. Die Zähne müssen von allen Seiten gründlich gereinigt werden (Kauflächen und Innenseiten nicht vergessen). Besonders wichtig ist die Reinigung zwischen Zahn und Draht. Mit Brackets muss nach jedem Essen und möglichst mit fluoridierter Zahncreme geputzt werden!

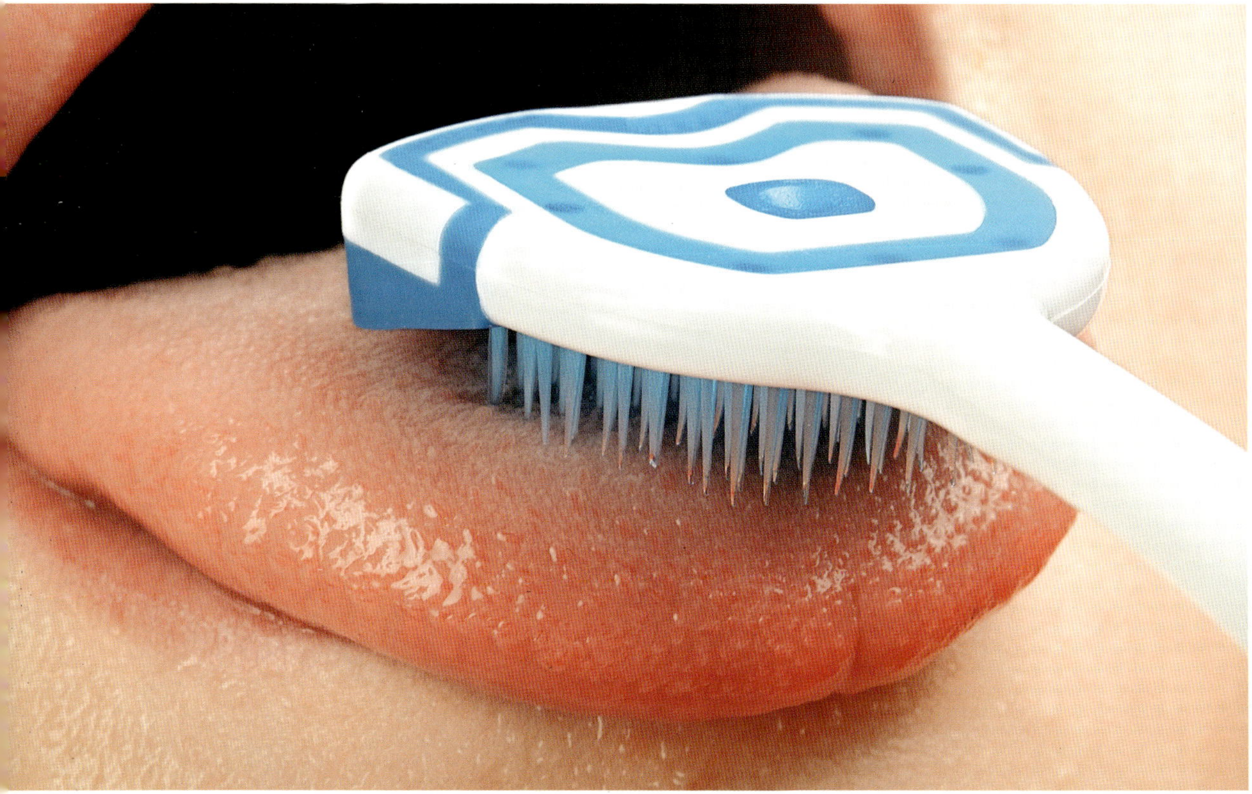

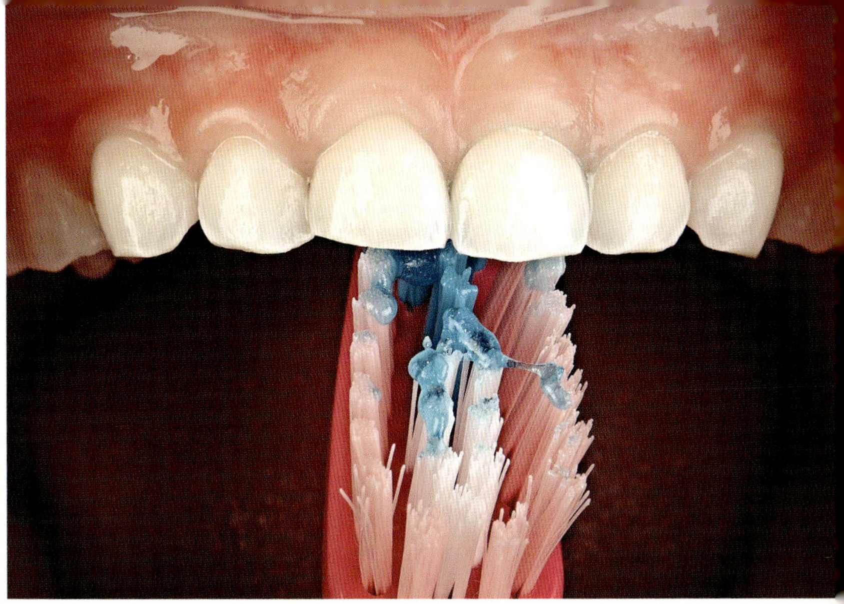

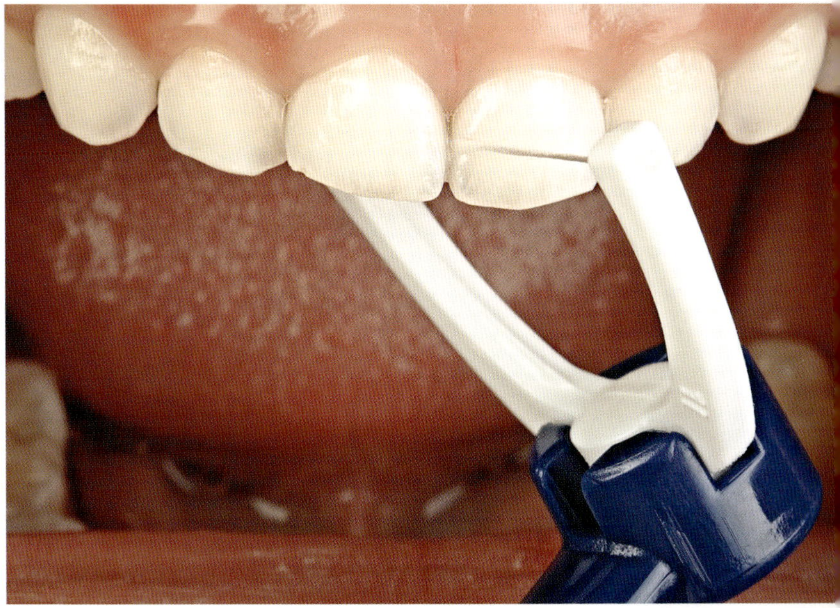

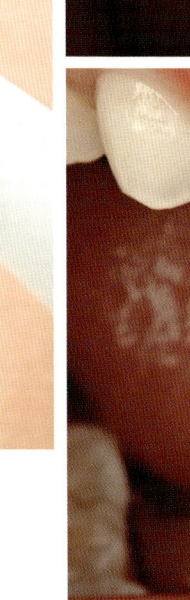

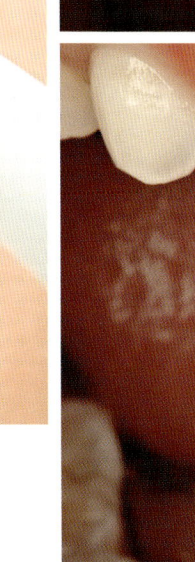

Auf den Kauflächen wird die Bürste flach aufgesetzt und vor- und zurückbewegt. Für die Innenflächen der Schneidezähne halten Sie die Zahnbürste senkrecht und bürsten mit vorsichtigen Auf- und Abbewegungen. Denken Sie daran, zwischen den Zähnen Zahnseide oder Zwischenraumbürstchen zu verwenden und beide Seitenflächen zu reinigen. Und vergessen Sie auch die Zunge nicht! Bakterien siedeln mit Vorliebe auf der Zunge und machen sie zu einer Hauptquelle von Mundgeruch. Mit speziellen Zungenbürsten lassen sich Bakterien und Speisereste gründlich entfernen. Man bürstet von hinten nach vorn.

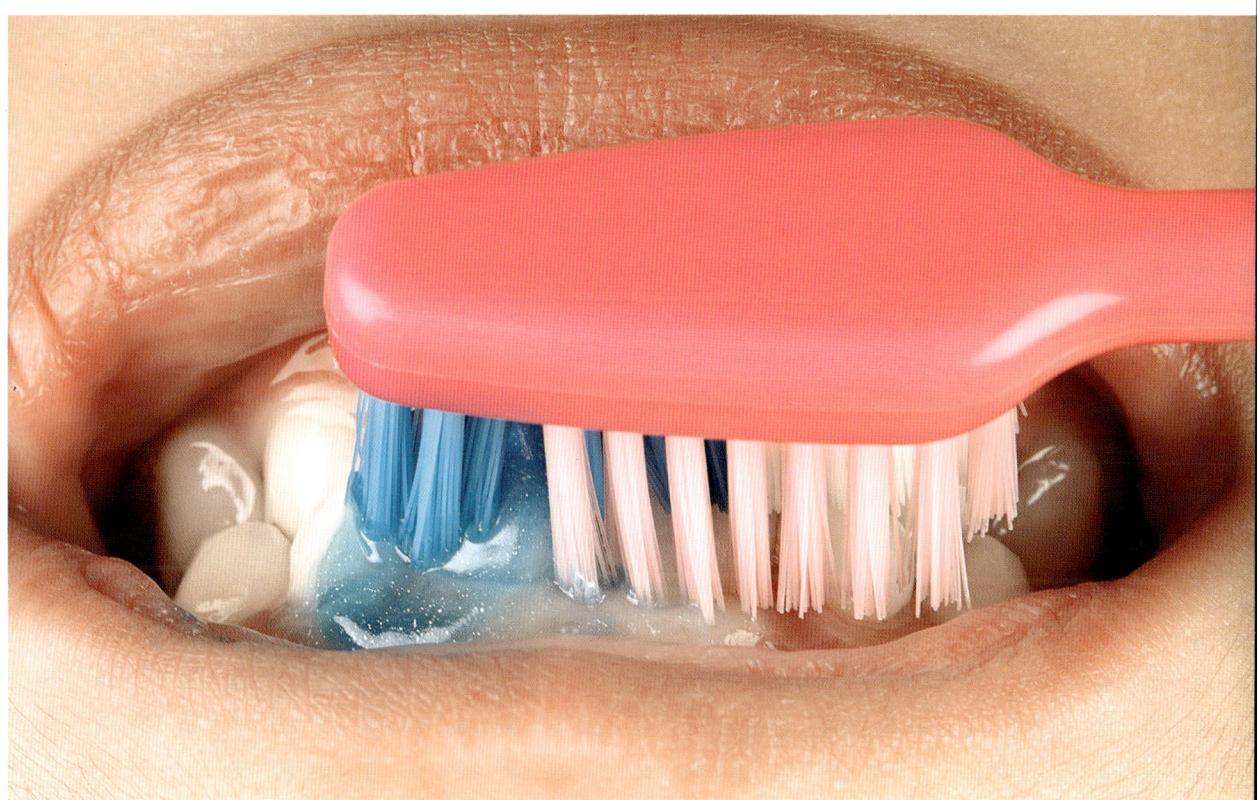

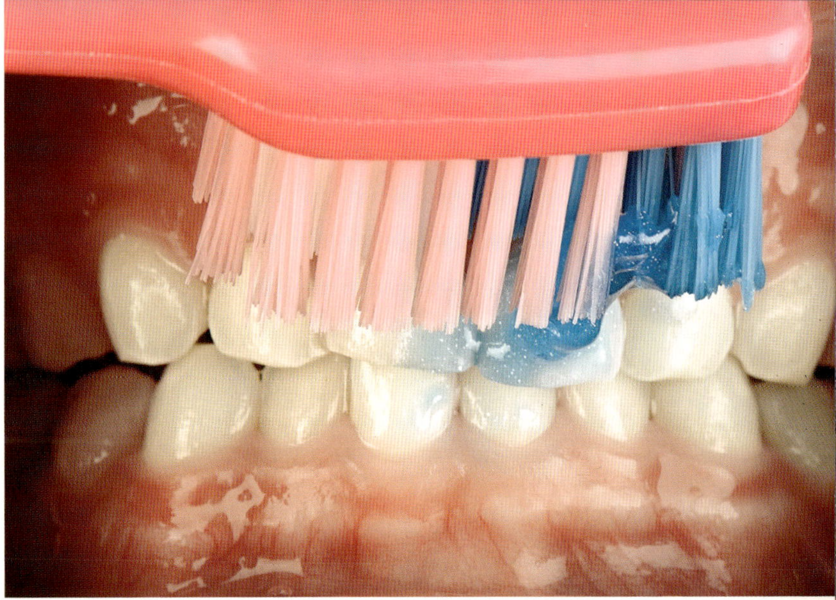

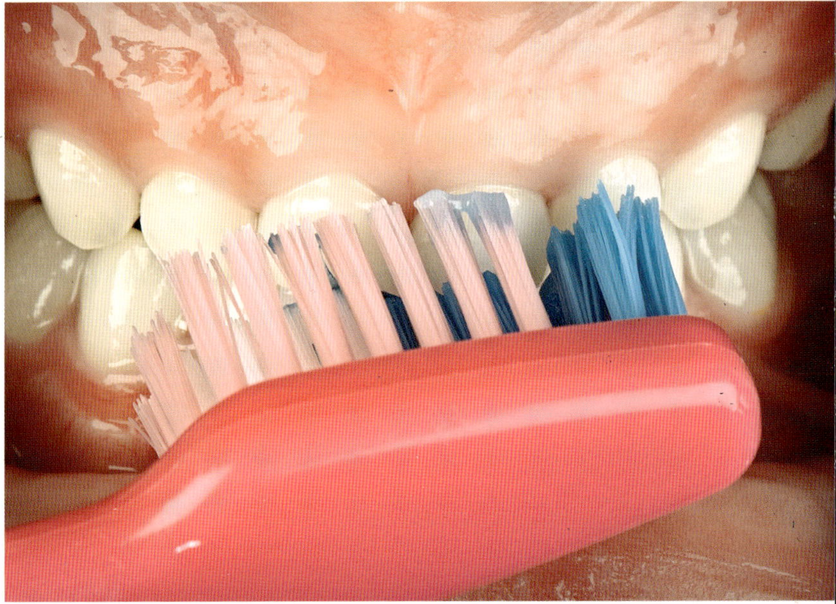

Beim Putzen der Innen- und Außenflächen der Zähne sollte die Zahnbürste gegen das Zahnfleisch gekippt werden, etwa in einem Winkel von 45 Grad. Bewegen Sie die Zahnbürste in kleinen Kreisen entlang des Zahnfleischrandes vor und zurück.

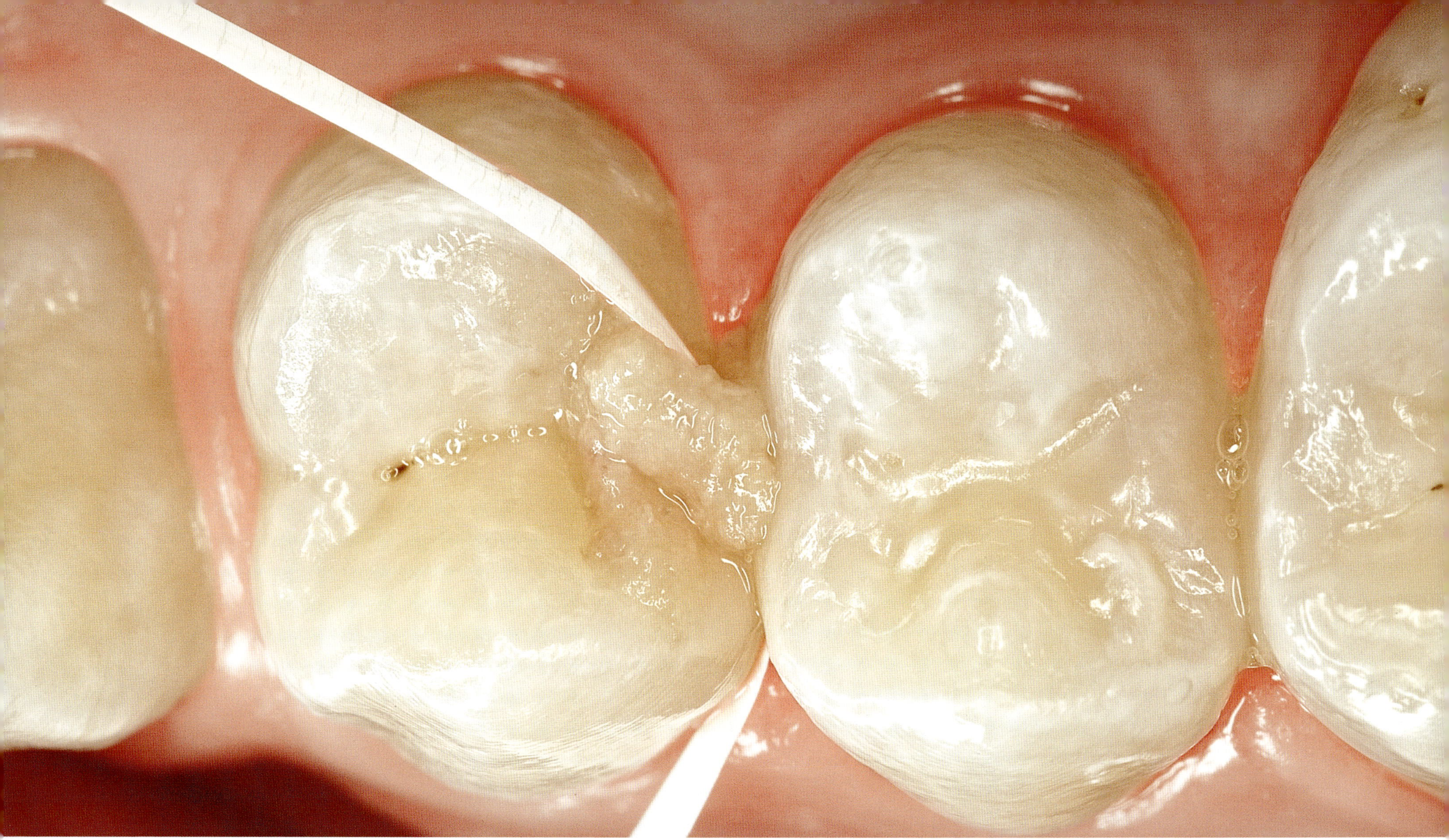

Ein Zahn hat fünf Flächen (Vorderseite, Rückseite, linke Seite, rechte Seite und Oberseite). Wenn Ihr Kind vergisst, Zahnseide oder Zwischenraumbürstchen zu benutzen, reinigt es nur drei von fünf Flächen wirklich gründlich. Die Seitenflächen bleiben zum Teil ungereinigt.

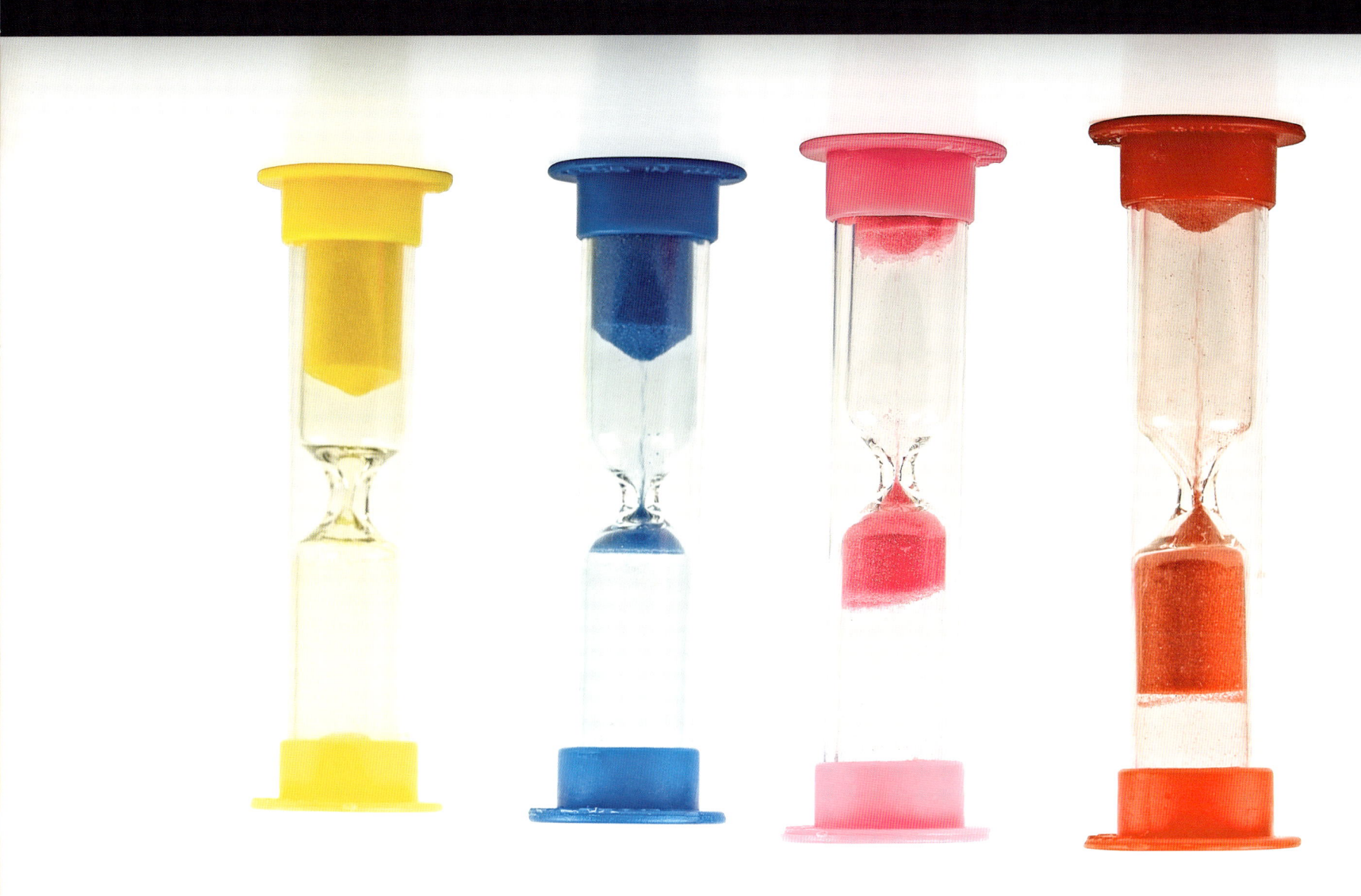

Beim Zähneputzen kommt es auf die Dauer an. Um alle Zähne gründlich zu reinigen, sollte Ihr Kind mindestens zwei Minuten lang putzen.

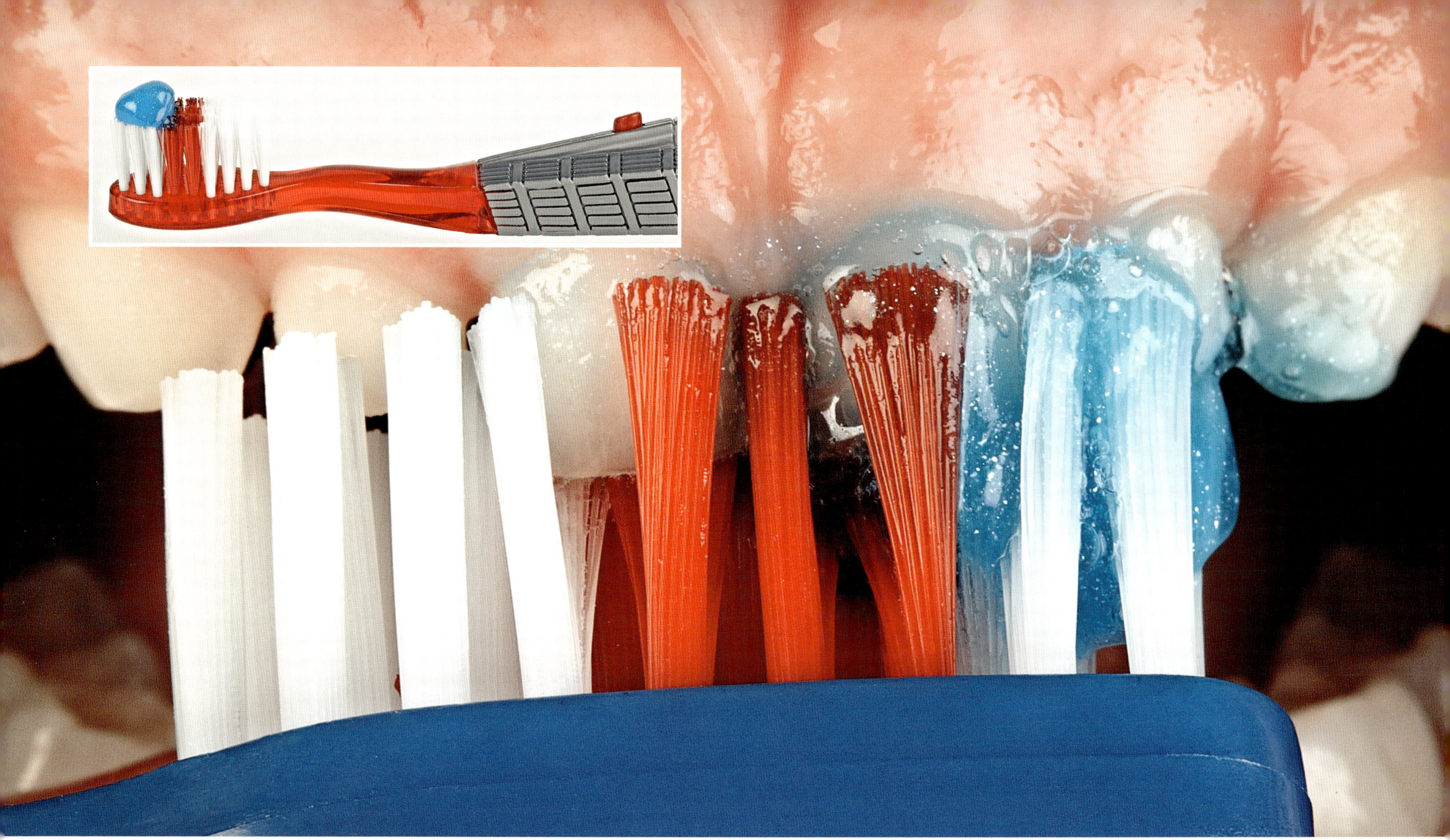

Nicht die Zahncreme, sondern die Borsten der Zahnbürste reinigen die Zähne. Die Zahncreme macht frischen Atem und stärkt die Zähne gegen Bakterien. Allerdings genügt eine kleine Menge Zahncreme (etwa von der Größe einer Erbse), um eine effektive Wirkung zu entfalten. Ein Zuviel an Zahncreme führt zu sehr viel Schaum im Mund, der das Putzen erschwert; außerdem könnte Ihr Kind zu viel Fluorid aufnehmen. Die Borsten der Zahnbürste sollten schräg auf den Zahnfleischrand gesetzt werden, um alle Plaque entfernen zu können.

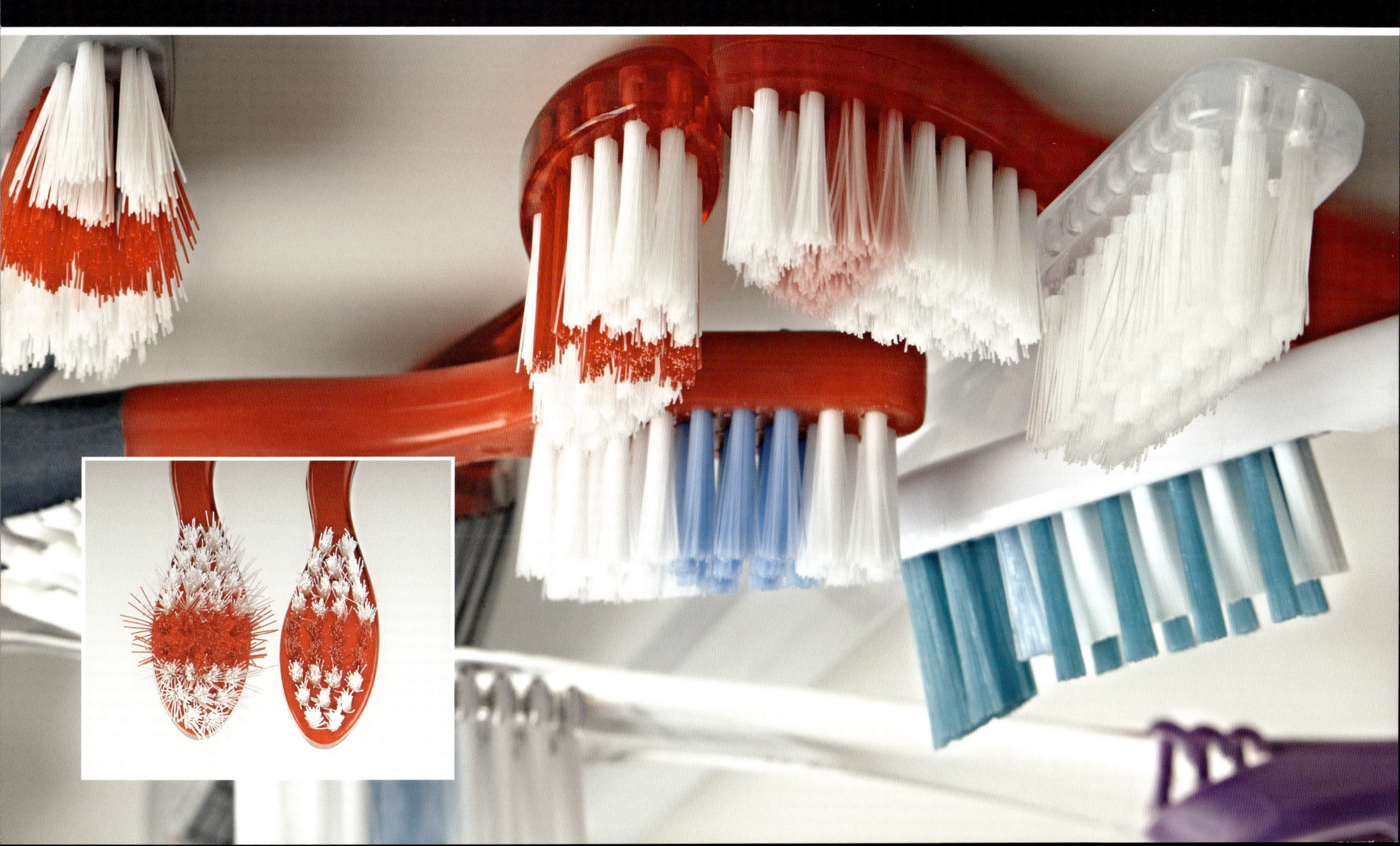

Zähne haben unterschiedliche Formen und Größen und auch bei den Zahnbürsten gibt es verschiedene Formen mit unterschiedlichen Borstengrößen und -anordnungen. Allerdings nutzen sich die Borsten im Laufe der Zeit ab und fransen aus. Deshalb sollten Sie die Zahnbürste Ihres Kindes alle zwei bis drei Monate erneuern. Wenn Sie hierfür eine Gedächtnisstütze brauchen, notieren Sie doch einfach das Datum, an dem die Zahnbürste

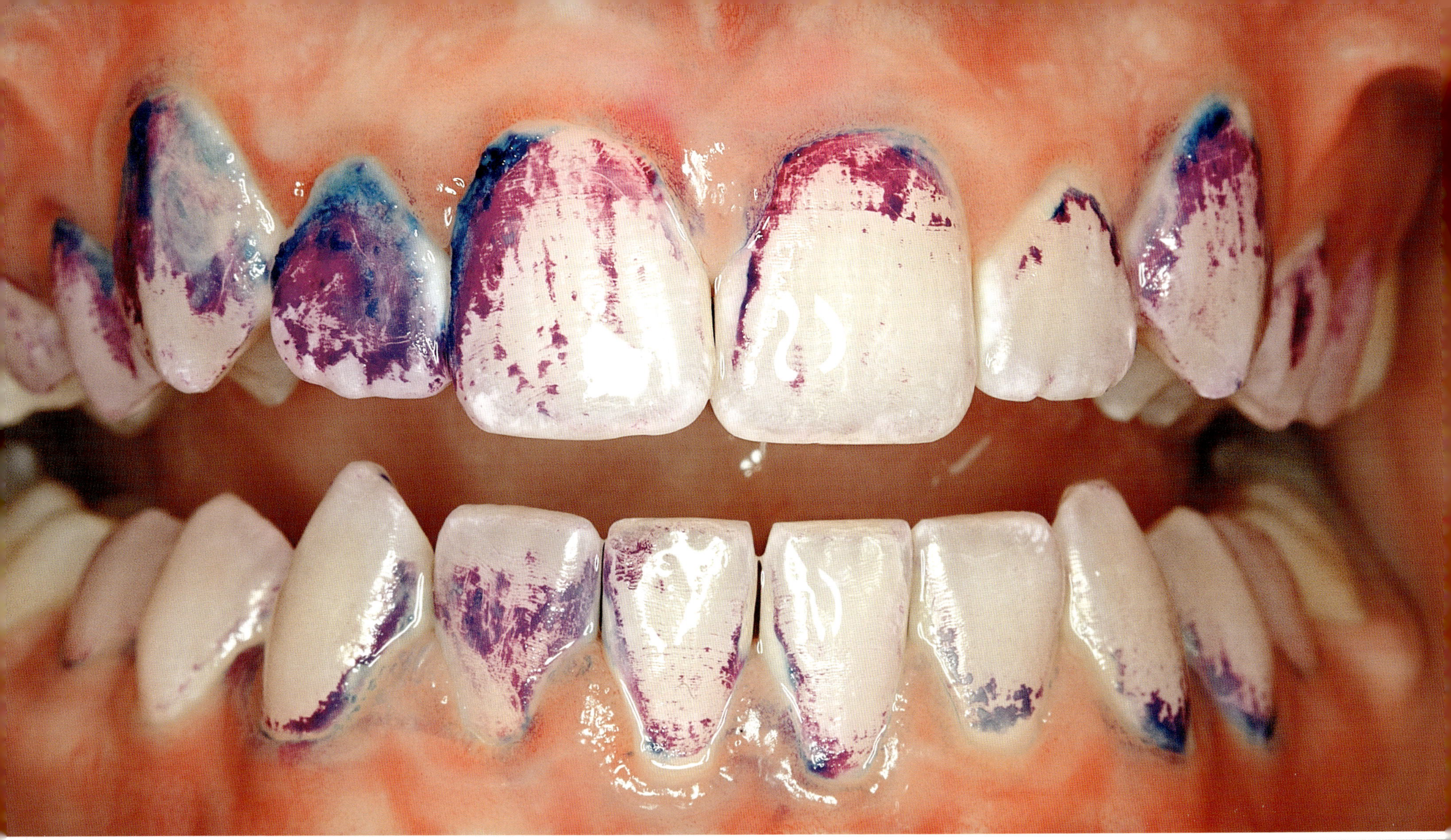

Hier wurde die Plaque mit einem Gel gefärbt. Eine Rosa- oder Rotfärbung zeigt neue Plaque an. Blaue oder violette Farbe bedeutet, dass sich die Plaque bereits seit zwei Tagen auf dem Zahn befindet. Die hellblaue Färbung deutet auf noch ältere Bakterien hin, die Säure produzieren und damit den Zahn zerstören. Das verwendete Gel zeigt, dass sich die Plaque schon seit etlichen Tagen auf den Zähnen dieses Jungen befindet. Karies und Gingivitis (Zahnfleischentzündung) können die Folge sein.

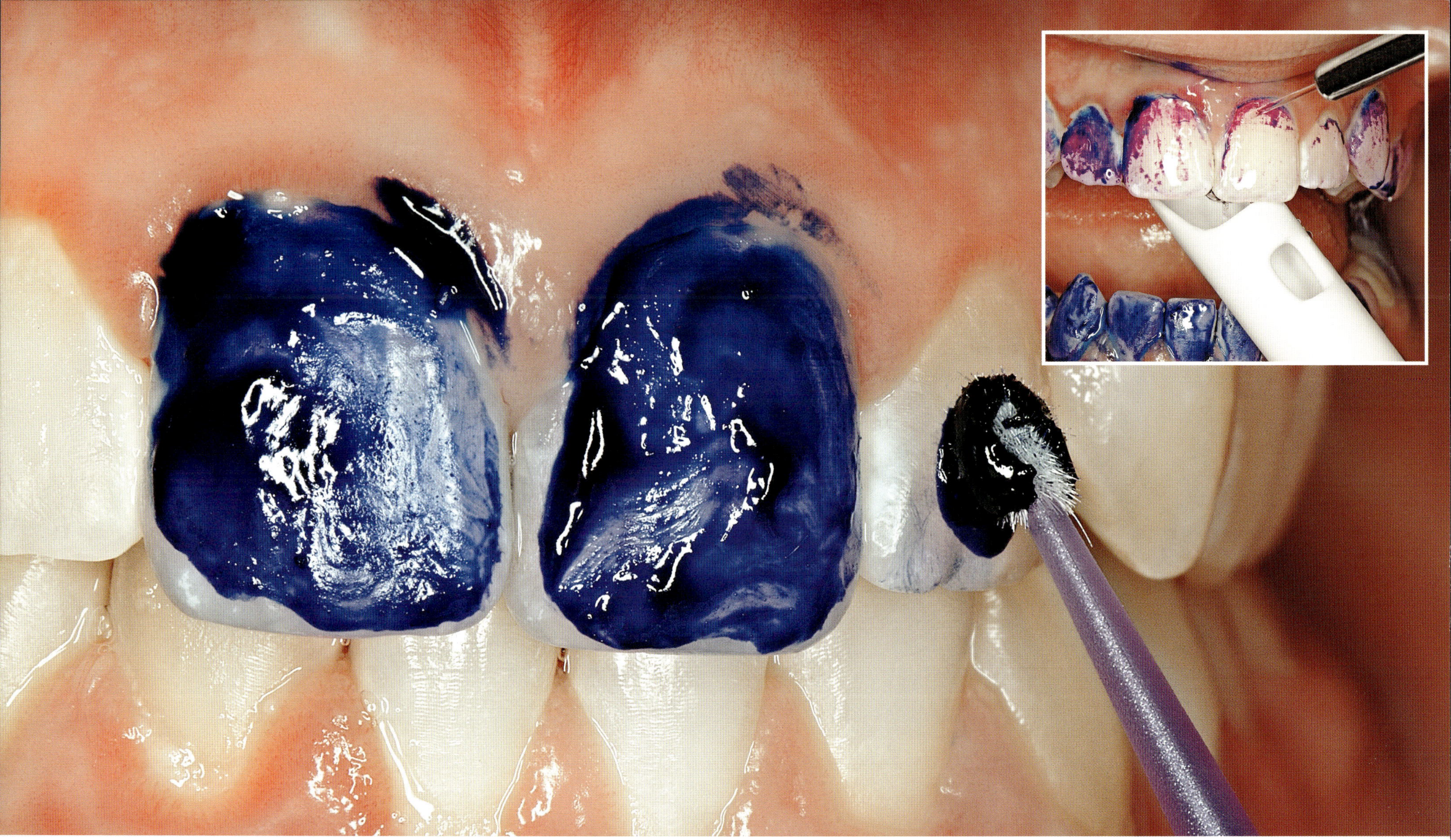

Dentale Plaque enthält viele Arten von Bakterien. Spezielle Gels oder Farbtabletten können die Bakterien sichtbar machen und geben dem Zahnarzt Aufschluss darüber, wie lange sie schon auf dem Zahn leben.

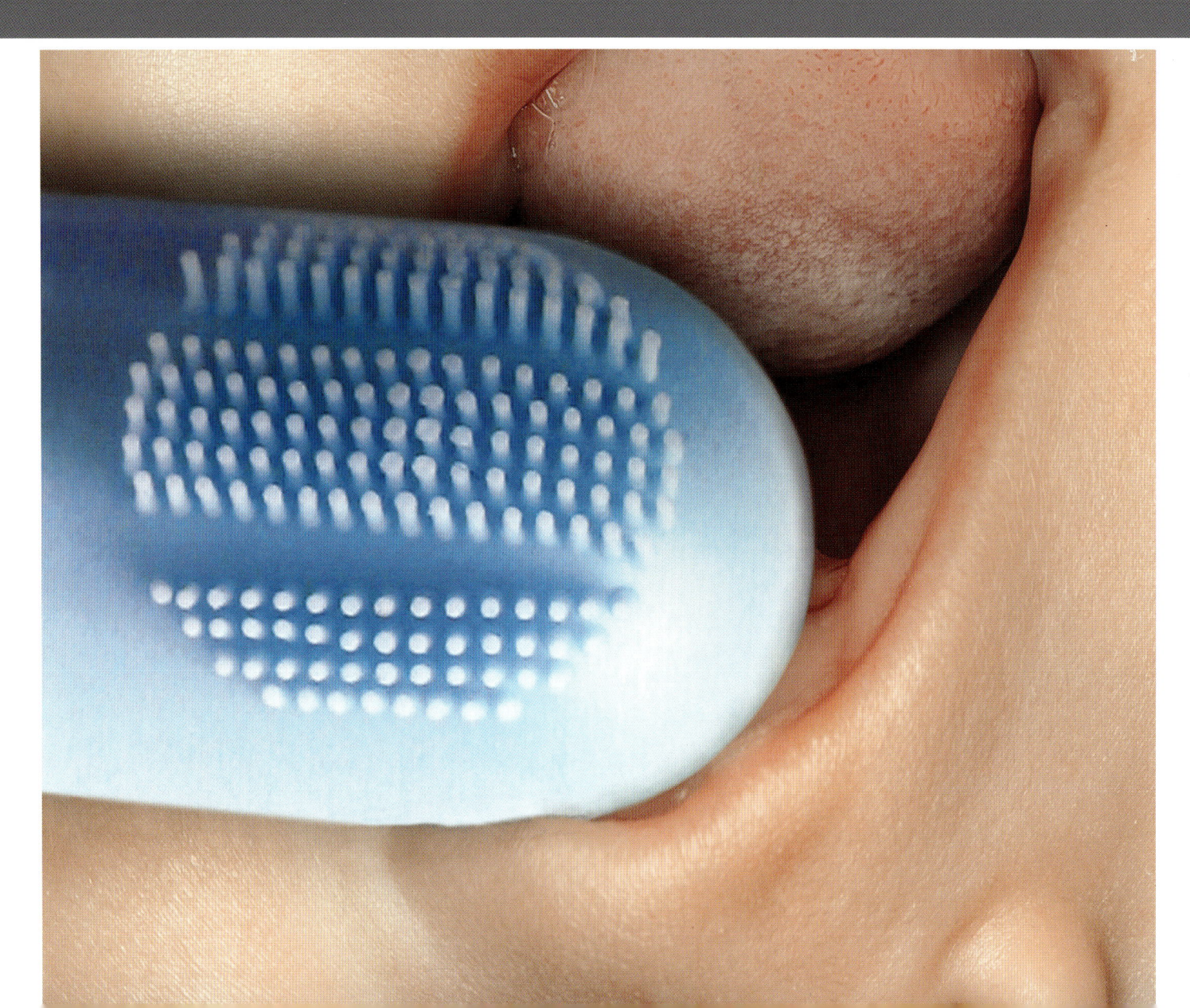

Auch im Babyalter müssen die Zähne geputzt werden. Die ersten Zähne können bereits im Alter von sechs Monaten durchbrechen. Mit einer Finger- oder Lernzahnbürste lassen sich das Zahnfleisch und die durchbrechenden Zähne von Babys reinigen.

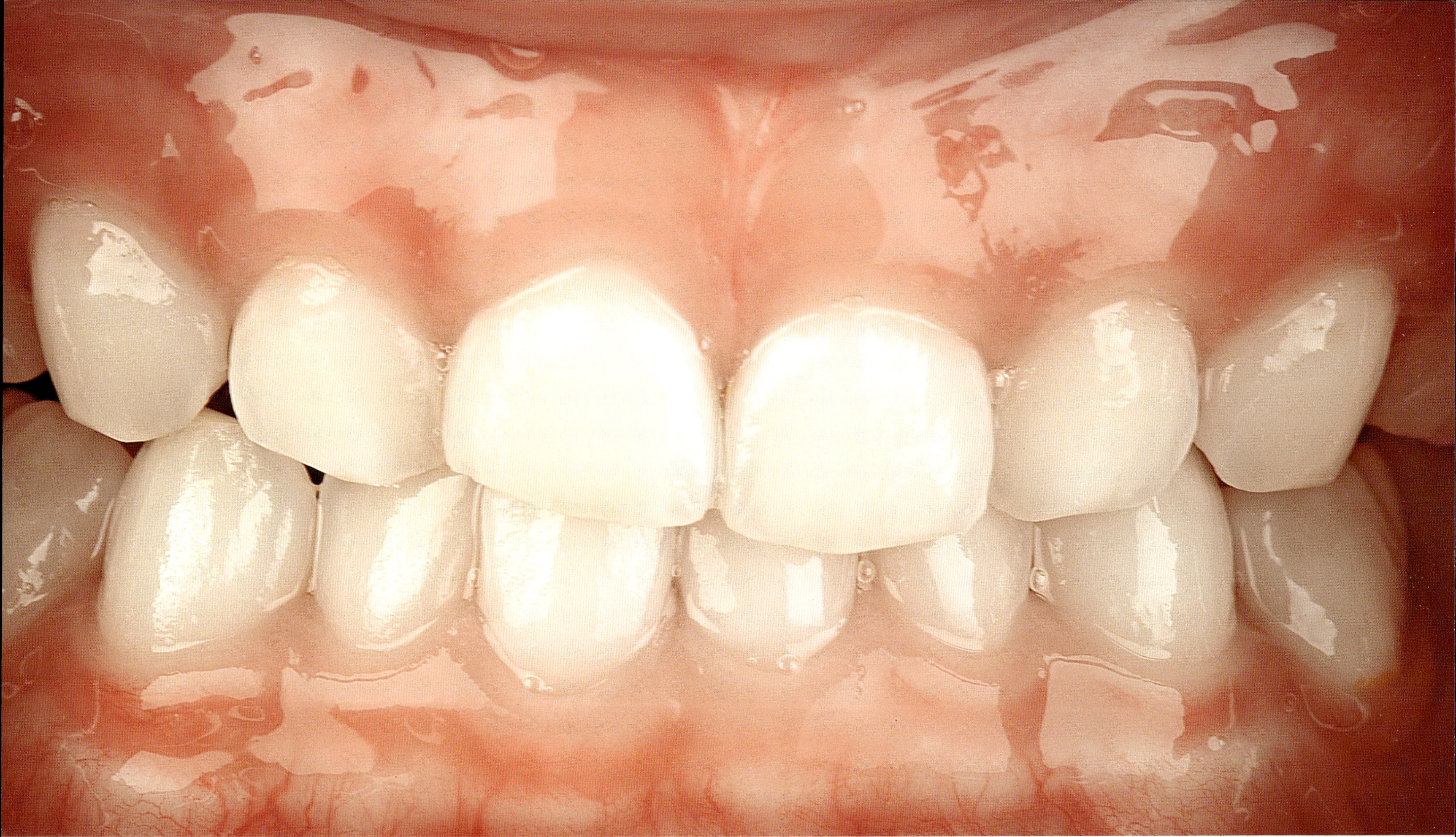

Dentale Plaque kann mit speziellen Gels oder Farbtabletten angefärbt werden, die dem Zahnarzt Aufschluss über das Alter der Plaque und damit die Häufigkeit und Gründlichkeit der Zahnreinigung geben. Solche Plaquefärbemittel sind frei verkäuflich. Ihr Kind kann also auch selbst zu Hause testen, wie sauber die Zähne sind.

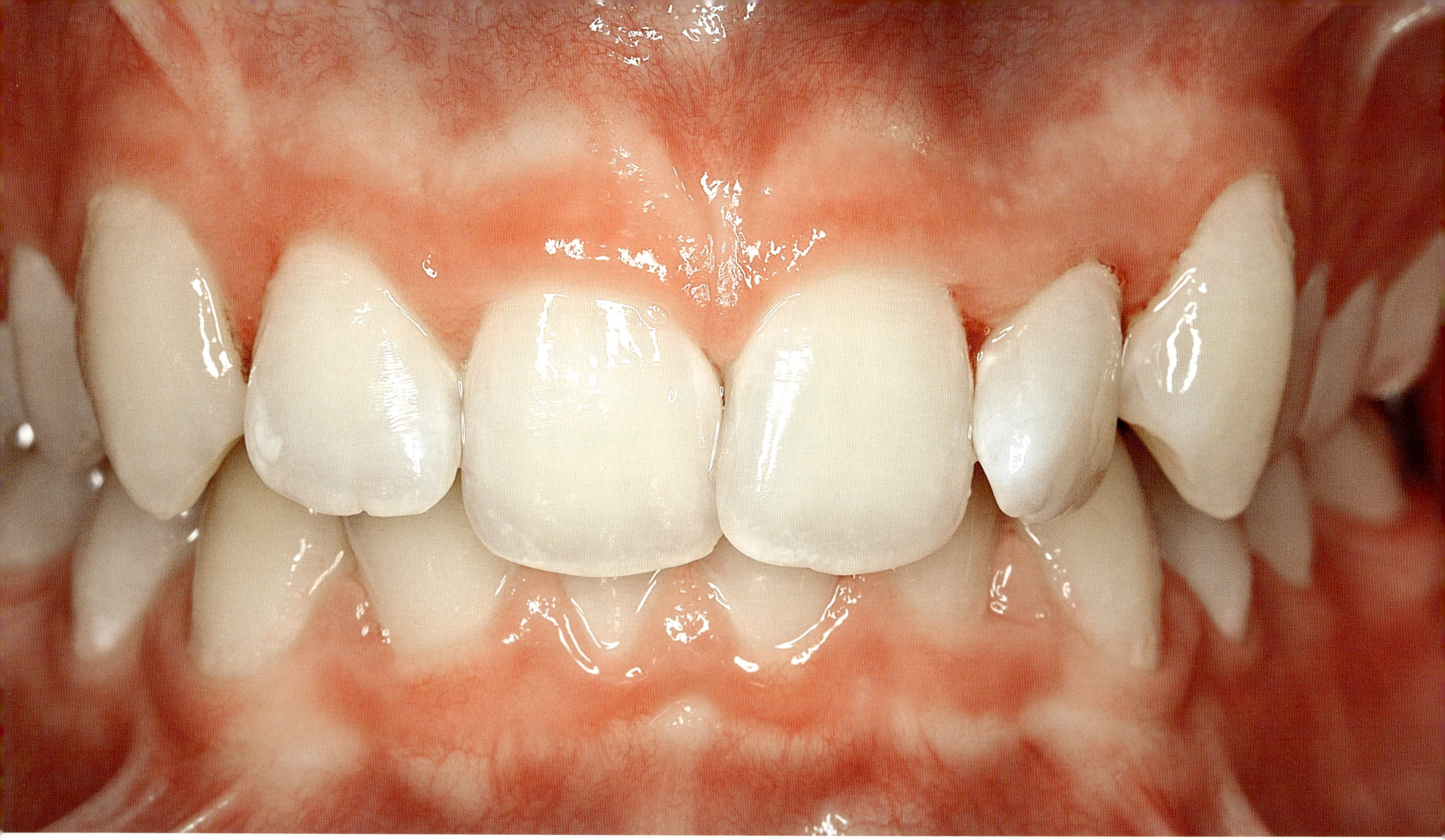

Nach einer gründlichen Reinigung mit der Zahnbürste und möglichst auch mit Zwischenraumbürstchen oder Zahnseide sind die Zähne sauber. Plaque bildet sich aber immer wieder neu, weshalb Ihr Kind jeden Tag gründlich die Zähne putzen sollte.

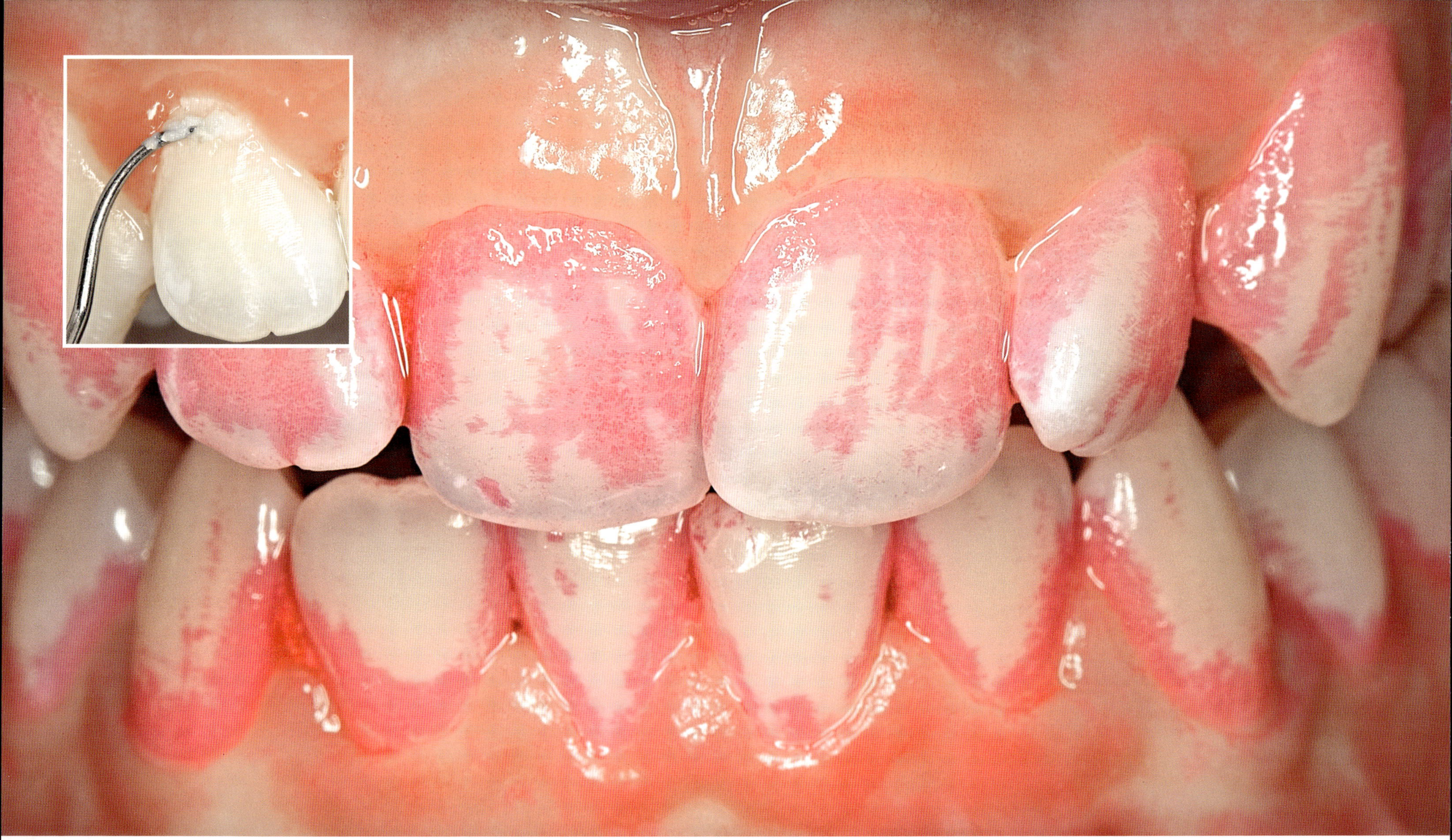

Dentale Plaque (Zahnbelag) ist ein gelblicher, haftender Film, der sich auf Zähnen bildet, wenn sich im Mund lebende Bakterien mit Speichel und Speiseresten vermischen. Die Bakterien in der Plaque können Säure produzieren, die den Schmelz aufweicht und Karies sowie Zahnfleischerkrankungen verursacht. Gründliches Zähneputzen ist deshalb wichtig, weil es die Plaque von den Zähnen entfernt. Wegen ihrer hellen Farbe kann man die Plaque nicht immer sehen. Aber bestimmte Farbstoffe können sie im Mund Ihres Kindes sichtbar machen.

Die zündende Idee für dieses Buch kam mir, als einer meiner Patienten, Jason, mich in der Praxis aufsuchte und mir dabei erzählte, dass sein erstes Baby unterwegs sei. Wie ein Blitz überkam mich die Erinnerung an seinen allerersten Besuch bei mir, als er fünf Jahre alt war. Damals hatte er immer wieder Zeit damit verbracht, zu lernen, wie man Zähne und Zahnfleisch reinigt und vor Karies und Entzündung schützt – Lehrstunden, bei denen seine Eltern und mein Praxisteam ihn kräftig unterstützten. Jetzt, als erwachsener Mann, wünscht sich Jason für sein erstes Kind dieselben angenehmen Erfahrungen beim Zahnarzt und einen gesunden Mund, gesund wie sein eigener.

Die Fotografien in diesem Buch zeigen, auf welche Weise wir unseren jungen Patienten erklären, wie man die Zähne richtig und gründlich putzt und welche Folgen es hat, wenn man seine Zähne vernachlässigt. Als Zahnärzte ist es unser Ziel, jeder Generation die Wichtigkeit oraler Gesundheit nahezubringen. Wenn es Eltern und Zahnärzten gelingt, den Kindern die Wichtigkeit täglicher Mundpflege und regelmäßiger Besuche beim Zahnarzt ans Herz zu legen, kann das Resultat ebenso erfreulich sein wie bei Jason. Die Kinder lernen so ein zahnärztliches Konzept kennen, in dem durch aktive Mundpflege und gezielte Vorbeugung ausgedehnte und teure Behandlungen vermieden werden.

Die abgebildeten Fotografien wurden in meiner Praxis bei jungen Patienten in verschiedenen Altersstufen aufgenommen. Sie verdeutlichen nicht nur die Notwendigkeit einer gründlichen Mundpflege, sondern zeigen auch die Konsequenzen, die erwachsen, wenn Patienten nicht am zahnärztlichen Versorgungskonzept teilnehmen. Ich würde mich freuen, wenn Sie sich die folgenden Seiten gemeinsam mit Ihren Kindern – unserer Zukunft – ansehen.

Douglas

Danksagung: Der Verfasser dankt seinen Mitarbeitern Melissa Nix, Ernesto de Haro Tostado, Rocio Barocio und Lloyd Richey, dem Quintessenz Verlag sowie ganz besonders seiner Mutter Sue Terry für engagierte Mitarbeit und wertvolle Unterstützung bei der Abfassung und Herstellung dieses Buches.

Titel des amerikanischen Originals:
What's in Your Mouth?

© 2013 Quintessence Publishing Co Inc

2., durchgesehene Auflage

Bibliografische Informationen der Deutschen Nationalbibliothek
Die Deutsche Nationalbibliothek verzeichnet diese Publikation in der Deutschen Nationalbibliografie; detaillierte bibliografische Daten sind im Internet über <http://dnb.ddb.de> abrufbar.

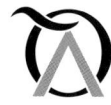

Quintessenz Verlags-GmbH
Ifenpfad 2–4
12107 Berlin
www.quintessenz.de

© 2015 Quintessenz Verlags-GmbH, Berlin

Dieses Werk ist urheberrechtlich geschützt. Jede Verwertung außerhalb der engen Grenzen des Urheberrechts ist ohne Zustimmung des Verlages unzulässig und strafbar. Dies gilt insbesondere für Vervielfältigungen, Übersetzungen, Mikroverfilmungen und die Einspeicherung und Verarbeitung in elektronischen Systemen.

Deutsche Übersetzung: Peter Rudolf, Berlin
Lektorat und Herstellung: Quintessenz Verlags-GmbH, Berlin

ISBN: 978-3-86867-249-7

Das Gesunde-Zähne-Buch
... für Eltern

Douglas A. Terry

Fachliche Beratung:
Mark L. Stankewitz und Kim S. Gee

Mit Beiträgen von:
Yoshihiro Kida und Hiroyuki Wakatsuki

QUINTESSENZ VERLAG

Berlin, Chicago, Tokio, Barcelona, Bukarest, Istanbul, London, Mailand, Moskau,
Neu-Delhi, Paris, Peking, Prag, Riad, São Paulo, Seoul, Singapur, Warschau und Zagreb